Tumorregister München
Jahresbericht 1998

D1727331

Tumorregister München

Jahresbericht 1998
des klinisch-epidemiologischen Krebsregisters am Tumorzentrum München

Schwerpunkt:
Kolorektale Karzinome

53 Abbildungen und Tabellen

W. Zuckschwerdt Verlag · München · Bern · Wien · New York

Das Tumorregister München (TRM) ist eine Einrichtung des Tumorzentrums München (TZM) der beiden medizinischen Fakultäten der Ludwig-Maximilians-Universität und der Technischen Universität. Das TRM wird am Institut für Medizinische Informationsverarbeitung, Biometrie und Epidemiologie (IBE) geführt.

Autoren dieses Jahresberichts:

D. Hölzel[1], G. Schubert-Fritschle [2], M. Schmidt [2], W. Tretter [2], J. Engel [3]

[1]IBE, [2]TZM, [3]Feldstudie des TZM

Postanschrift:

Tumorregister München
Klinikum Großhadern / IBE
Marchioninistraße 15
81377 München

Tel.: (089) 7095-4756, -4752
Fax: (089) 7095-4753

e-mail: tumor@ibe.med.uni-muenchen.de

Verteiler des Jahresberichtes:

Kooperierende stationäre Einrichtungen, niedergelassene Ärzte aus dem Einzugsgebiet. Städte, Gemeinden und Verwaltungsgemeinschaften sowie Gesundheitsämter des Einzugsgebietes.

Auslieferungen W. Zuckschwerdt Verlag

Deutschland:	Schweiz:	Österreich:	USA:
Brockhaus Kommission	Hans Huber Verlag	Maudrich Verlag	Scholium International Inc.
Verlagsauslieferung	Längass-Strasse 76	Spitalgasse 21a	14 Vanderventer Ave
Kreidlerstrasse 9	CH-3000 Bern 9	A-1097 Wien	Port Washington
D-70806 Kornwestheim			11050 New York

Die Deutsche Bibliothek – CIP-Einheitsaufnahme

Tumorregister München : Jahresbericht ... des Klinisch-Epidemiologischen Krebsregisters am Tumorzentrum München, Schwerpunkt: kolorektale Karzinome. - Germering/München: Zuckschwerdt
Erscheint jährl. - Aufnahme nach 1998 (1999)

Geschützte Warennamen (Warenzeichen) werden nicht immer kenntlich gemacht. Aus dem Fehlen eines solchen Hinweises kann nicht geschlossen werden, daß es sich um einen freien Warennamen handelt.

Alle Rechte, insbesondere das Recht der Vervielfältigung und Verbreitung sowie der Übersetzung, vorbehalten. Kein Teil des Werkes darf in irgendeiner Form (durch Fotokopie, Mikrofilm oder ein anderes Verfahren) ohne schriftliche Genehmigung des Verlages reproduziert werden.

© 1999 by W. Zuckschwerdt Verlag GmbH, Industriestraße 1, D-82110 Germering/München
Printed in Germany by Presse-Druck Augsburg

ISBN 3-88603-688-X

1

Inhaltsverzeichnis

Zum Jahresbericht

Am 1.1.1998 ist das Bayerische Krebsregistergesetz (s. Kap. 4.5) inkraftgetreten. Dieses Gesetz setzt auf Strukturen und Aktivitäten der fünf Tumorzentren in Bayern und nutzt diese. Ziel dieser Aktivitäten ist es, alle in die Versorgung involvierten Ärzte und Kliniken regional zur Kooperation zu bewegen, die Häufigkeiten der Krebserkrankungen, die Befunde und die Ergebnisse der Versorgung zu belegen. Zukunftsfähig ist ein solcher Ansatz, weil epidemiologische und klinische Fragen anhand eines Datenbestandes beantwortet werden können.

Der vorliegende Bericht des Tumorregisters München soll Rechenschaft über das erste Jahr nach Inkrafttreten des Gesetzes ablegen und zugleich das facettenreiche Aufgabenspektrum aufzeigen. Für letzteres kann in München auf jahrelange Kooperation mit einzelnen Kliniken und ganzen Fachgebieten zurückgeschaut werden. Beispielhaftes ist erreicht worden.

Die Öffentlichkeit, die Bevölkerung und die Patienten sollen wissen, daß sich in der Medizin etwas bewegt. Die moderne Krebstherapie wird in der Regel von mehreren Fachgebieten getragen. Ein Spiegelbild der Versorgung erfordert deshalb die Mitwirkung aller, der Kliniken, Belegärzte und niedergelassenen Ärzte im Einzugsgebiet. Erstmalig wurden auch Patienten um Mitwirkung gebeten. Überwältigend war die Bereitschaft, Fragen zu ihrer Lebensqualität und zur Versorgung zu beantworten. Diese Beurteilungen liefern einen wichtigen Maßstab für das ärztliche Handeln. Viele Kliniken arbeiten dankenswerterweise regelmäßig mit, d.h. sie haben ihre Klinikregister eingebracht, melden die von ihnen behandelten Patienten und kennen die Ergebnisse ihrer Behandlungen. Für die häufigsten Erkrankungen liegen auch die Ergebnisse im Vergleich zwischen den Kliniken vor. Damit wird eine für alle Patienten qualitativ hochwertige vergleichbare Versorgung belegt und gefördert. Auch auf Gemeinde- und Landkreisebene wird nach handlungsrelevanten Besonderheiten gesucht.

Mit diesen erfreulichen kleinen Fortschritten soll aber nicht von der Realität abgelenkt werden. Krebsregistrierung erfordert von allen Interessierten und in die Versorgung von Krebspatienten Involvierten kontinuierliche Mitwirkung. 1996 ist eine Erfassungsrate von 80% erreicht worden, für 1998 wird mit der Aktion Inzidenz 1998 eine nennenswerte Verbesserung angestrebt. Dies reicht nicht aus. Auch die Kliniken und Ärzte, denen eine solche Mitwirkung und Zusammenarbeit heute noch schwer fällt, sind von der Bedeutung ihres Beitrags zu überzeugen. Darüber hinaus sind die rechtlichen und materiellen Rahmenbedingungen durch das Krebsregistergesetz komplexer, z.T. schlechter geworden. Mit der Novellierung des Gesetzes für das Jahr 2000 bietet sich eine neue Chance, Erfahrungen zu nutzen und zukunftsfähig zu werden.

Rechenschaft und Dank gilt den Patienten, deren Daten wie bisher datenschutzgerecht verarbeitet wurden. Engagierten Kliniken und Ärzten ist zu danken, die mit ihrer Dokumentation die Qualität ihrer Versorgung prüfen, belegen und verbessern. Die Stadt München und fast alle Gemeinden des Einzugsgebietes haben geholfen, damit aussagekräftige Ergebnisse vorgelegt werden können. Nicht zuletzt soll auch all denen Dank gesagt werden, die die Infrastruktur des Tumorregisters gefördert und die Drucklegung sowie den Vertrieb des Jahresberichts unterstützt haben (s. Kap. 1.6).

München, im Juni 1999

D. Hölzel

3

Verzeichnis der Abbildungen und Tabellen

Abbildungen und Tabellen sind selbstinterpretierend gestaltet und zusätzlich ausführlich erläutert. Sie beschreiben die Ziele einer modernen Krebsregistrierung, den Stand des Tumorregisters München und die bereits vorliegenden vielschichtigen Ergebnisse zur Unterstützung von Versorgung und Forschung. Geringe Widersprüche im Text und zwischen Tabellen ergeben sich u.a. aus dem Bezug (Patienten oder Tumordiagnosen), aus Kohortendefinitionen (alle registrierten Patienten, nur mit gutem Follow-up auf Gemeindeebene, nur mit mehr als 5 Jahre zurückliegenden Diagnosedatum). Vernachlässigbar sollten Fehler aus Unachtsamkeit der Autoren sein, die sich über jede kritisch-konstruktive Anmerkung freuen.

4

Abkürzungen

AGKRG   Gesetz zur Ausführung des Krebsregistergesetzes (v. 24. Nov. 1997, s. Kap. 4.5)

BayKrG   Bayerisches Krankenhausgesetz (v. 22. Juli 1986)

DCO   death certificate only (s. Glossar)

ICD   International Classification of Diseases (wenn nicht anders angegeben: 10. Revision)

KRG   Krebsregistergesetz (v. 4. Nov. 1994)

LMU   Medizinische Fakultät der Ludwig-Maximilians-Universität München

Region München   Stadt München und die Landkreise Dachau, Ebersberg, Erding, Freising, Fürstenfeldbruck, München Land, Starnberg

SEER   Surveillance, Epidemiology and End Results
Eine bevölkerungsbezogene Krebsregistrierung des National Cancer Institutes auf der Basis von 14% der Bevölkerung der USA. Seit 1973 sind Inzidenz- und Überlebens-Daten verfügbar.

StMAS   Bayerisches Staatsministerium für Arbeit und Sozialordnung, Familie, Frauen und Gesundheit

TB   Todesbescheinigung

TR   Tumorregister

TRM   Tumorregister München

TU   Medizinische Fakultät der Technischen Universität München

TZ   Tumorzentrum

TZM   Tumorzentrum München

[ ]   Literaturverweis

1. Ziele, Rahmenbedingungen und Stand der Kooperation

1.1 Ziele der Krebsregistrierung

Viele Aspekte der Krebserkrankungen sind zu nennen, die im Allgemeininteresse eine regionale Kooperation innerhalb der Medizin nahelegen. Fast 40% der Menschen erkranken an Krebs, 24% versterben an dieser Erkrankung. Die moderne Versorgung wird interdisziplinär getragen. Versorgungswege sind heute so komplex, daß Daten über den Grad der Umsetzung von Therapiestandards, die Qualität der Versorgung oder die Langzeitergebnisse für eine Klinik eigenständig nicht mehr erarbeitbar sind.

Trotz der Häufigkeit der Erkrankung ist Krebs eine seltene Krankheit, wenn die Differenziertheit der Erkrankungsformen und der resultierenden Therapiestrategien betrachtet wird. Eine Brustkrebserkrankung im Alter unter 50 Jahren mit zwei, drei zusätzlichen biologischen Aspekten wird selbst für große Kliniken zum Einzelfall. Durchschnittlich betreut ein niedergelassener Arzt 14 Krebspatienten, jährlich verstirbt einer dieser Patienten zuhause an seiner Krebserkrankung. Beides unterstreicht die Bedeutung der Qualitätssicherung.

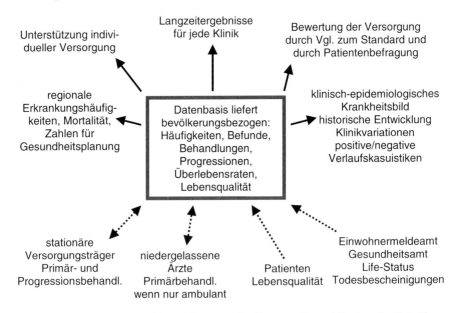

Abb. 1: Datengrundlage und Dienstleistungen des Tumorregisters München (s. Tab. 2)

Als Antwort auf die Belastung der Bevölkerung durch Krebs ist ein adäquates Informationsmanagement zur Unterstützung der Versorgung erforderlich, das auch den Erwartungen der Bevölkerung entspricht. Abb. 1 skizziert die Entstehung und Nutzung einer bevölkerungsbezogenen Datenbasis. Das Monitoring der Erkrankungshäufigkeit (Inzidenz, Prävalenz) und der Sterblichkeit (Mortalität) ist ein klassisches Ziel der Epidemiologie. Die Idee, daß regionale Häufungen Hinweise auf mögliche, bisher unbekannte Ursachen liefern könnten, ist bisher empirisch nicht gesichert. Die Kontrolle der Häufigkeiten - nicht nur regional, sondern auch im zeitlichen Verlauf - kann aber Sicherheit vermitteln, insbesondere wenn auch klinische Aspekte einbezogen werden, die z.b. durch die Früherkennung beeinflußbar sind. Die Planungszahlen zur stationären und ambulanten Versorgung erfordern ebenfalls ein differenziertes klinisch-epidemiologisches Krankheitsbild.

Detaillierte Kenntnisse braucht auch die Medizin für ihre Aufgaben in der Versorgung und Forschung [Scho96]. Schlagen sich die z.T. kleinen Fortschritte, die durch Früherkennung oder innovative Therapien zu erreichen sind, auch in den Langzeitergebnissen nieder? Kommen sie der Bevölkerung zugute? Gibt es auffällige Unterschiede der Versorgungsergebnisse zwischen den Kliniken? Was sind mögliche Ursachen? Liegt es an der Versorgung selbst oder an der Organisation der Versorgungskette? Die Medizin braucht Impulse aus der eigenen Erfahrung, die mit wachsender Komplexität der Versorgung zunehmend schwerer herauszufiltern sind. Welche Patienten haben trotz ungünstiger Prognose besonders lange überlebt? Gibt es Gründe für solche positiven Verlaufskasuistiken? Solche Fragen sind wegen zu kleiner empirischer Basis grundsätzlich nicht von einer einzelnen Klinik beantwortbar. Gleichzeitig sollte sich Deutschland auch mit einigen Regionen internationalen Vergleichen stellen, die Leistungen seines Gesundheitssystems darlegen [Berr95, Coe98, Col93, Lev89, Par97, Scho95].

Das Informationsmanagement eines TR zur Versorgungsunterstützung - wenn die Daten aus der Versorgung verfügbar sind - ist ebenfalls leicht durch die Formulierung von Fragen zu erläutern. Wo sind welche Vorbefunde für einen Patienten zu erhalten? Welche Therapiemaßnahmen sind bisher durchgeführt worden? Welche meiner Patienten sind noch tumorfrei, welche sind verstorben? Wenn es Leitlinien zur Versorgung gibt, liegen Fragen zu deren Umsetzung nahe. Es gibt u.a. Abhängigkeiten vom Erkrankungsalter und von Begleiterkrankungen. Werden sie von den Kliniken unterschiedlich berücksichtigt? Eine wichtige Frage betrifft die tatsächlichen Folgezustände und Nebenwirkungen, mit denen Patienten belastet sind. Die Medizin braucht deshalb die Mitwirkung, die Beurteilung durch die Patienten, um sich kontrollieren zu können und besser zu werden.

Beispielhaft werden Ergebnisse zu diesem Aufgabenspektrum im folgenden aufgezeigt. Ein solches Informationsmanagement erfordert die Zustimmung und aktive Mitwirkung aller, auch der Patienten. Organisatorische Unfähigkeit und die Frage, was bringt mir das, disqualifizieren zumindest ärztlicherseits. Patienten haben dagegen große Erwartungen.

1.2   Krebsregistrierung in Bayern - Rahmenbedingungen für die Kooperation

Die skizzierten Anforderungen lassen sich durch ein zentrales Register für ganz Bayern mit 12 Mio. Einwohnern nicht realisieren. Eine Regionalisierung entsprechend der gegebenen demographischen Siedlungsstruktur und der natürlichen Versorgungswege ist deshalb notwendig. Naheliegend war die Nutzung der Krebsregistrierung an den bayerischen Tumorzentren. Wegen der begrenzten finanziellen Unterstützung wurde für jedes Tumorzentrum ein Einzugsgebiet festgelegt, in dem eine vollzählige Erhebung und Kooperation angestrebt werden. Für etwa 60% der bayerischen Bevölkerung soll damit eine epidemiologische Erhebung erreicht werden.

Die Daten jedes Tumorzentrums werden an eine sogenannte Vertrauensstelle des epidemiologischen Krebsregisters Bayern in Nürnberg übermittelt. Dort wird die Patientenidentifikation so chiffriert, daß eine Rückidentifizierung nur mit einem zusätzlichen Programm

möglich ist. Dieses Programm kann nur von der Landesärztekammer Bayern im Bedarfsfall eingesetzt werden.

Die chiffrierten Daten werden dann an die Registerstelle des bayerischen epidemiologischen Krebsregisters in Erlangen übermittelt. Von dort gehen sie weiter an das Robert-
Koch-Institut in Berlin, wo Daten aus allen Bundesländern zusammenlaufen. Viele Details
der Übermittlung, des Abgleichs der Patienten und des Aufgabenspektrums auf der jeweiligen Ebene konnten in der Anlaufphase bisher noch nicht ausreichend geklärt bzw. etabliert werden.

Die gesetzliche Rahmenbedingung für das epidemiologische Register ist das bayerische
Krebsregistergesetz (AGKRG) das am 1.1.1998 inkraftgetreten ist (s. Kap. 4.5), 14 Jahre
nach der ersten Anhörung im Bayerischen Landtag. Es ist ein Ausführungsgesetz des
Krebsregistergesetzes des Bundes (KRG), das eigentlich erst die Länder zum Handeln
veranlaßt hat. Das Gesetz tritt am 31.12.1999 außerkraft. An einem neuen Gesetz, das
die manifesten Schwachstellen des bisherigen überwindet, wird gearbeitet.

Als Fortschritt werden insbesondere eine grundsätzliche Meldeberechtigung aller Ärzte
ohne Informationspflicht der Patienten und die Nutzung existierender ärztlicher Berichte
als Dokumentation zur Reduktion der bürokratischen Belastung erwartet. Eine Melde-
pflicht wie in anderen Bundesländern erscheint aufgrund des großen Interesses der Ärzte
an der Kooperation nicht unbedingt erforderlich. Mit dem Verzicht auf die Informationspflicht würden die Patienten nicht entmündigt, im Gegenteil, die Beachtung des
Datenschutzes ist aufgrund der gewachsenen Aufmerksamkeit mittlerweile so geschärft,
daß die Information des Patienten in das Ermessen des Arztes gestellt werden kann.
Damit würde das Arzt-Patienten-Verhältnis von weiteren gesetzlichen Auflagen entlastet,
wofür sich die Standesvertretungen eigentlich einsetzen sollten. Es würde damit eingeräumt, daß nicht in jedem Arzt-Patienten-Verhältnis genügend Freiraum, Aufmerksamkeit
und Verständnis für eine inhaltsreiche Aufklärung über datenschutzgerechte Verfahren
und die vielseitigen Ziele der Krebsregistrierung bestehen, insbesondere, wenn sich alles
auf die Erkrankung und existentielle Bedrohung konzentriert. Bei den vielen Arztkontakten
wäre dann nicht immer wieder die Krebsregistrierung anzusprechen, um das Wider-
spruchsrecht zu gewährleisten. Durch die Öffentlichkeitsarbeit, durch inhaltliche Aussagen
und die zukünftige stärkere Mitwirkung der Patienten mit schriftlichem Einverständnis
wären jedem Bürger und insbesondere jedem Patienten die Bemühungen der Medizin um
Qualitätssicherung ihrer Behandlung so gut bekannt, daß das Recht auf informationelle
Selbstbestimmung durch Ablehnung der Speicherung jederzeit realisiert werden kann. Da
40% aller Bürger an Krebs erkranken und 25% an dieser Erkrankung versterben, sind
wegen des Allgemeininteresses besondere Regelungen für die Krebsregistrierung
gerechtfertigt. Darauf hat das Bundesverfassungsgericht hingewiesen. Auch der Bund hat
im KRG den Ländern bezüglich der Informationspflicht diesen Freiraum eingeräumt, der
genutzt werden sollte.

Die USA, Kanada und viele europäische Länder legen regelmäßig ihre Ergebnisse vor
und vergleichen sie bezüglich der Qualität der Versorgung. Deutschland ist bei diesen
Vergleichen nicht entsprechend seiner internationalen Bedeutung vertreten und kann bei
der Weiterentwicklung der Krebsregistrierung nicht mehr mithalten. In 1999 haben z.B.
England und Wales die Ergebnisse von 2,9 Mio. Krebspatienten aus den letzten Jahr-
zehnten seit 1971 vorgelegt [Sh99] und die Verbesserung der Versorgung aufgezeigt.
Vergleichbare Rahmenbedingungen sind Voraussetzung, um im internationalen Wettbewerb bestehen zu können. Dieser Jahresbericht belegt die Unzulänglichkeiten und

appelliert an die Schaffung von Chancengleichheit zum Schutz der Gesundheit der Bürger und zur Unterstützung der Versorgung der Krebspatienten.

Zur Zukunftsorientierung gehört auch die Unterstützung durch die Institutionen unseres Gesundheitssystems. Kostendruck und Wettbewerb zwischen Krankenhäusern und privaten Trägerschaften produzieren sowohl qualitätsbezogene Positivrhetorik als auch eklatanten Zeitmangel für die Produktion und den Nachweis von Qualität. Qualitätssicherung ist integraler Teil der Produktion von Gesundheit und damit auch der Produktionskosten. Doch selbst der z.T. schon bevölkerungsbezogene Nachweis von vorzeigbaren Stärken und nicht tragbaren Schwächen der Versorgung hat bisher in München zu keiner ideellen und materiellen Unterstützung durch Krankenkassen geführt. Nicht zuletzt verbietet es der Wettbewerb, mit negativen Risiken identifiziert und für diese attraktiv zu werden.

Für die regionale Kooperation ist nach wie vor das bayerische Krankenhausgesetz (BayKrG vom 22.7.1986) eine solche moderne adäquate gesetzliche Grundlage, mit der das hier Vorgelegte erreicht wurde. Dieses läßt den stationären Einrichtungen einen vernünftigen Spielraum, die Kooperation den Gegebenheiten entsprechend zu gestalten. Aber auch hier sind zu einer Reihe von Verfahrensfragen noch keine rechtlichen Stellungnahmen verfügbar. Der ambulante Bereich ist noch nicht abgedeckt. Deshalb wird im folgenden kurz erläutert, welche Kooperationsformen und Dokumentationsmodi für die skizzierten Ziele naheliegen und letztlich auch durch die Gesetzgebung abgesichert werden sollten.

1.3 Die Kooperationsträger und deren erwünschte Beiträge zu einer modernen Krebsregistrierung

Art und Umfang der Kooperation variieren naturgemäß für die unterschiedlichen Partner der Kooperation. Um Doppelmeldungen und damit unnötige Arbeitsbelastung für alle weitgehend zu vermeiden, sollte jede Versorgungseinrichtung aktuell nur ihren Versorgungsbeitrag dokumentieren. Nur in Einzelfällen sind retrospektive ergänzende Angaben notwendig. Die folgende Tab. 2 zeigt stichpunktartig die zweckmäßigen Kooperationsmodalitäten für die einzelnen Träger der Krebsregistrierung.

I. Pathologische Einrichtungen
Pathologische Institute schicken Berichte zu positiven Biopsien, zu definitiven Primärbefunden und zu Rezidivbefunden für alle malignen Erkrankungen (bis auf nicht-melanomatöse Hauttumoren mit mehr als 2.000 Neuerkrankungen jährlich in der Region), falls als Einsender Versorgungsträger aus dem Einzugsgebiet des TRM angegeben sind.

II. Primär behandelnde Einrichtungen
Die ambulant oder stationär primär behandelnden Einrichtungen melden die erstmalige Diagnostizierung und Behandlung eines Tumorpatienten durch
1. Anschrift des Patienten
2. Ersterhebung auf dem Formular des Tumorregisters oder über ein inhaltlich vergleichbares Dokument
3. Einverständniserklärung der Patienten zu einer Befragung zur Lebensqualität, die etwa ein Jahr nach Primärtherapie vom Register durchgeführt wird.
4. Ausstellung eines Tumornachsorgekalenders

III. Träger adjuvanter Versorgungsbeiträge (insbes. Radio-/Chemotherapie)
Zur Absicherung der Erhebung und Vervollständigung der Behandlungs-
dokumentation sind Arztbriefe von allen Einrichtungen erwünscht, die adjuvante
Therapien durchführen. Die Fortschreibung des Nachsorgekalenders nützt der
ärztlichen Kommunikation über die individuelle Versorgung.

IV. Träger von Palliativ- und Rezidivbehandlungen
Eine Kurzdokumentation (Folgeerhebung des Tumorregisters oder äquivalentes
Dokument) zur Rezidivbehandlung oder am Ende des tumorfreien Intervalls ist von
allen Versorgungsträgern notwendig. Die Fortschreibung des Nachsorgekalenders
ist hier von besonderer Bedeutung.

V. Niedergelassene Ärzte
Niedergelassene Ärzte können zu jedem Zeitpunkt in die Versorgung von
Tumorpatienten involviert sein. Um unnötige Doppelarbeit zu vermeiden, ist ihre
Mitwirkung unter folgenden Bedingungen erwünscht:
1. Dokumentation einer Neuerkrankung nur dann, wenn keine stationäre
   Einweisung erfolgt. Inhaltlich entsprechend II., Meldung direkt an das Register.
2. Am Ende des tumorfreien Intervalls erfolgt die Dokumentation über das
   Nachsorgeregister der Bayerischen Kassenärztlichen Vereinigung. Diese
   Meldung ist vom TRM nur dann verarbeitbar, wenn im Rahmen der
   Primärbehandlung ein Nachsorgekalender ausgestellt und die Nummer dem
   TRM mitgeteilt wurde. Langfristig ist zu überlegen, inwieweit die
   niedergelassenen Ärzte aus dem Einzugsgebiet direkt mit dem TRM
   kooperieren.
3. Fortschreibung und Nutzung des Nachsorgekalenders unterstützt die
   interdisziplinäre Versorgung und die Arzt-Patienten-Kommunikation.

VI. Patienten
Patienten, die einer Befragung zugestimmt haben (s. II.3.), füllen einen Fragebogen
u.a. zur Lebensqualität aus. Geplant ist eine einmalige Befragung, ein Jahr nach
Primärtherapie, die vom Tumorregister durchgeführt wird.

VII. Gesundheitsämter
Die regelmäßige Übermittlung aller Todesbescheinigungen aus der Region trägt
grundlegend zur Qualitätssicherung bei. Das TRM kann mit Hilfe der DCO-Rate die
Vollzähligkeit der Erfassung belegen und mit den Todesursachen die Überlebensraten ermitteln.

VIII. Gemeinden
Nach Inkrafttreten des Bayerischen Krebsregistergesetzes benötigt das TRM die
Unterstützung beim Follow-up. Falls keine Daten aus der Medizin eintreffen, ist eine
einmalige Überprüfung der Patientenidentifikation und des Lifestatus von
Bedeutung. Für die zurückliegenden Jahre haben viele Gemeinden umfangreiche
Listen bearbeitet und damit einen entscheidenden Beitrag zur Qualitätssicherung
für die Kliniken geleistet.

Tab. 2: Acht Kooperationsträger und ihre erwünschten Beiträge

Bei einer solchen Kooperation werden im Einzugsgebiet des Tumorzentrums München mit
2,3 Mio. Einwohnern jährlich zu ca. 10.000 Neuerkrankungen jeweils eine Ersterhebung,
15.000 pathologische Befunde und jeweils etwa 5.000 Dokumente zu adjuvanten und

palliativen Maßnahmen erwartet. Zusätzlich werden ca. 23.000 Todesbescheinigungen mit in das Tumorregister eingebracht.

Die Zahl der im TRM eingehenden Ersterhebungen wird aber in der Realität etwa 30% höher liegen, weil von den Kliniken der Region auch Patienten von außerhalb des epidemiologischen Einzugsgebiets behandelt werden. Da, um die Gesamtleistung beurteilen zu können, jede Klinik ihre Behandlungen vollzählig in ihr Klinikregister einbringen sollte, ist diese zusätzliche Belastung organisatorisch und inhaltlich sinnvoll. Ein nennenswerter Anteil der Patienten hat außerdem den Wohnsitz in den sehr naheliegenden Landkreisen im Süden des epidemiologischen Einzugsgebietes, die im Zuge einer notwendigen Erweiterung einzubinden sein werden. Wenn für das bisher Erreichte das notwendige Personal gesichert wird, kann die Erweiterung sofort realisiert werden.

1.4 Stand der Kooperation

Ziel der Kooperation im klinisch-epidemiologischen Register des Tumorzentrums München ist es, daß jedes Krankenhaus und jede Abteilung, im Prinzip jeder Arzt seine Patienten datenschutzgerecht in das Register einbringt. Im Krankheitsverlauf werden die Daten gemeinsam fortgeschrieben, so daß jeder behandelnde Arzt stets den aktuellen Stand für seine Patienten verfügbar hat.

Im Einzugsgebiet des Tumorregisters München mit 2,3 Mio. Einwohnern gibt es 45 Krankenhäuser mit etwa 170 Abteilungen und ca. 4.500 niedergelassene Ärzte, die zur Mitwirkung aufgefordert sind. Eine klinisch-epidemiologische Krebserhebung erfordert weitgehende Vollzähligkeit. Der Grad der Vollzähligkeit ist z.T. vom Dokumentationsmodus abhängig und wird von Aspekten wie Mitwirkungsbereitschaft der Institutionen, Vollständigkeit der Meldung, Aktualität und Qualität der erhobenen Daten beeinflußt.

Operativ tätige Kliniken / Abteilungen
Mitwirkung weitgehend, Vollzähligkeit bzgl. Ersterhebung optimierbar, bzgl. Rezidivbehandlungen unzureichend, Aktualität sehr optimierbar, Qualität unterschiedlich.
Belegarztkliniken
Wegen Vielzahl der Zuständigkeiten für das Tumorregister organisatorisch aufwendig, teilweise nicht koordinierbar. Kooperationsbereitschaft der einzelnen Belegärzte ist zu wecken.
Strahlentherapeutische Einrichtungen
Mitwirkung optimierbar, Vollzähligkeit, Aktualität und Qualität konstant bei Übermittlung von Strahlenberichten.
Pathologische Einrichtungen
Mitwirkung für stationären Bereich nahezu vollzählig; Vollzähligkeit, Aktualität und Qualität konstant wegen Übermittlung der pathologischen Befunde.
Onkologische Einrichtungen
Mitwirkung optimierbar; Vollzähligkeit bzgl. Ersterhebung der Systemerkrankungen und bzgl. Folgeerhebungen zu adjuvanten und palliativen Therapiemaßnahmen optimierbar; Aktualität und Qualität bei Übermittlung von Arztbriefen konstant.

Tab. 3: Aktuelle Kooperationsbasis des Tumorregisters

Generell ist anzumerken, daß die Erfassung von prognostisch ungünstigen und im fortge-schrittenen Alter diagnostizierten Erkrankungen sehr schwierig ist. Entsprechend ungenau sind derzeit die Aussagen zu derartigen Befunden und dem resultierenden Versorgungs-bedarf.

Des weiteren ist zu beachten, daß es Erhebungsdefizite im Westen und im Norden des Einzugsgebietes geben muß, da eine Versorgung außerhalb des Einzugsgebietes in Augsburg bzw. in Ingolstadt und Landshut "naheliegend" ist. Eine Datenübermittlung zwi-schen den bayerischen Tumorzentren und den Gesundheitsämtern wird zur Vollzähligkeit beitragen.

Die Kooperation mit den niedergelassenen Ärzten erfordert umfassende Informations-arbeit, die auch mit diesem Rechenschaftsbericht verfolgt wird. Primär- und Progressions-behandlungen, die ambulant durchgeführt werden, sind als Beitrag erwünscht, nicht die Dokumentation jedes Nachsorgekontaktes. Dies ist aufgrund der inhaltlich reduzierten Anforderungen nicht leicht umzusetzen, weil ein adäquates Abbild der Versorgungs-leistungen in der tumorfreien Phase und in der Palliation personell nicht umsetzbar und gleichzeitig bei dem heute belegten geringen Effekt einer apparativ aufwendigen Tumor-nachsorge für viele Erkrankungsformen vom Nutzen schwer zu begründen ist. Eine adäquate ärztliche Begleitung des Patienten in seinem Krankheitsverlauf ist nur sehr schwer über eine Dokumentation zu erfassen.

Welche Kooperationspartner haben Ende Mai 1999 ihre Beiträge für 1998 nahezu abge-schlossen? Ergebnis der Aktion "Inzidenz 1998" für die Region München:

Fachgebiete[1]	
Spitzenreiter der Dokumentation	
Pathologie, Dermatologie (nur stationär, 3 Kliniken), Urologie (nur stationär, in der Stadt München), Gesundheitsämter	
Nesthäkchen der Dokumentation	
Internistische Kliniken (diagnostische, onkologische und palliative Versorgung, mit Ausnahmen)	
Kliniken[2]	
Spitzenreiter (>85% der erwarteten Dokumentation)	
Urologie	Kh. Barmherzige Brüder, LMU, TU, Harlaching, Planegg
Strahlentherapie	Schwabing, Harlaching, LMU
Gynäkologie	LMU (1. Frauenklinik), Gyn. I Rotes Kreuz, Fürstenfeldbruck, Dr.Geisenhofer, Erding, Ebersberg
Chirurgie	Fürstenfeldbruck, Thoraxchirurgie TU, Kh. 3. Orden, Harlaching, Barmherzige Brüder, Klinik Dr. Rinecker, Kh. Seefeld, Ebersberg, Klinik Dr. Wolfart, Martha-Maria
Innere Medizin	IV. Med. Harlaching, IV. Med. Bogenhausen
Nesthäkchen der Dokumentation	
Urologie	Rotkreuz-Kh., Dachau, Freising, Dorfen, Ebersberg
Sonstige	Neurochirurgie LMU, Paracelsus-Kliniken (mit Ausnahmen)

Tab. 4: "Spitzenreiter" und "Nesthäkchen" der regionalen Kooperation 1998

Die Rangfolge ist nach dem bereits dokumentierten Anteil der 1998 zu erwartenden Meldungen ermittelt. Ein Nesthäkchen kann durchaus im folgenden Jahr zu den Spitzenreitern gehören, wenn die 1999 behandelten

Patienten zeitnah dokumentiert werden. Die versorgungsbegleitende Erhebung in allen Kliniken ist das Ziel.

[1] Wünschenswert ist eine stärkere Identifizierung der Fachgebiete mit der Krebsregistrierung die für ihre Erkrankungsformen der Öffentlichkeit die erreichten Ergebnisse präsentieren sollten. Flankierende Interessensbekundungen von Krankenkassen, Standesvertretungen und der Krankenhausgesellschaft wären hilfreich.

[2] Viele nicht genannte Kliniken haben bisher 50% und mehr ihrer Patienten dokumentiert (Bezugsbasis: Pathologische Befunde). Im allgemeinen fehlt nur noch ein kleiner Schritt zur systematischen versorgungsbegleitenden Dokumentation, zu dem dieser Jahresbericht motivieren sollte.

Feldstudie zum Mamma- und Rektumkarzinom

Die Feldstudie München hat vom 01.04.1996 bis 31.03.1998 insgesamt 4430 Neuerkrankungen mit Mammakarzinom und 1290 mit Rektumkarzinom erfaßt. 3158 (71%) der Patienten mit Mammakarzinom und 940 (73%) mit Rektumkarzinom waren aus dem Einzugsgebiet. 4,3% der Dokumentationen beim Mammakarzinom und 5,0% beim Rektumkarzinom stehen aus wenigen Kliniken noch aus. Personeller Einsatz und die grundsätzliche Kooperationsbereitschaft haben gezeigt, daß die Medizin in der Region Münchens auch sektorübergreifend bevölkerungsbezogene Erhebungen und Ergebnisse vorlegen kann, wenn die Rahmenbedingungen stimmen.

Allen Kliniken und insbesondere auch den niedergelassenen Ärzten
danken wir für ihre Mitwirkung!

1.5 Was können Kliniken und Ärzte vom Tumorregister München erwarten? Dienstleistungsangebote des Tumorregisters

Im Unterschied zu einem epidemiologischen Register ist das Register eines Tumorzentrums eine Dienstleistungseinrichtung für die kooperierenden Ärzte, die Kliniken und die Öffentlichkeit. Dies folgt erstens aus der rechtlichen Grundlage, dem Auftragsdatenverarbeitungsprinzip nach dem Bayerischen Krankenhausgesetz. Zweitens resultiert diese Aufgabe aus der Zielsetzung, die Versorgung zu unterstützen. Im Vordergrund steht damit die Antwort auf die einfache Frage: Wie geht es meinem Patienten? Bezüglich Überleben stehen die Daten zur Verfügung, nicht zuletzt dank der Unterstützung von Gemeinden und Gesundheitsämtern. Daten über adjuvante Maßnahmen oder tumorfreies Überleben müssen aus den Kliniken kommen, ihre Qualität ist also von der Kooperation abhängig.

Eine Dienstleistung ist die Pflege eines umfangreichen Internet-Angebotes, das unter http://www.krebsinfo.de zugänglich ist. Alle neuen Auflagen der Manuale zu Diagnostik, Therapie und Nachsorge, herausgegeben vom Tumorzentrum München, werden bereitgehalten. Ein breites Spektrum von Daten zu ausgewählten Diagnosen steht bereit. Informationen zur Tumorschmerztherapie und zu Außenseitermethoden werden angeboten. Über einen Fax-Abruf-Service (Tel. 089/7400567-0001) stehen u.a. die Tumorschmerztherapie und Kurzfassungen zu Nachsorgeempfehlungen bereit.

Nicht unerwähnt bleiben darf das Angebot der tumorspezifischen Ersterhebungsformulare. In Zusammenarbeit mit den Projektgruppen des TZM wird für ca. 20 verschiedene Tumordiagnosen jeweils ein einseitiges Erhebungsformular angeboten, das in übersichtlicher

Form die wichtigsten Erhebungsinhalte abfragt und die neuesten Definitionen zu TNM und den Histologien enthält. Da das Original dieses Dokumentes in die Krankenakte eingehen soll, wird damit ein einheitliches Dokumentationskonzept für onkologische Basisdaten in der Region angeboten. Die Pflege dieser Ersterhebungsformulare ist aufwendig, kosten- und personalintensiv.

Im Mittelpunkt steht aber das auf dem Datenbestand basierende Informationsangebot des TRM, das laufend entsprechend den personellen Möglichkeiten verbessert, automatisiert und erweitert wird. In fünf Klassen können die Angebote gruppiert werden (Tab. 5). Vom Typ "Patientenbezogene Datenaufbereitung" ist zuerst die Einzelfallauflistung aller Daten eines Patienten zu nennen. Damit kann sich der primär behandelnde Arzt einen Überblick über die im Register verfügbaren Daten verschaffen, im Bedarfsfall kann er damit auch seiner Auskunftspflicht gegenüber dem Patienten genügen. Denn der von der Datenspeicherung Betroffene hat das Recht, alle über ihn gespeicherten Daten einzusehen. Diverse Patientenlisten, Mahn- und Rückfragelisten sowie für die Klinikleitung unterschriftsfertige Anschreiben an Patienten sind zu nennen. Letztere sind für viele Untergruppen erstellbar, z.B. für Jahrgangskohorten oder für einzelne Diagnosen.

Mit diesen patientenbezogenen Aufbereitungen können sehr schnell die Basisdaten eines Jahrgangs geprüft und vervollständigt werden, um so die Qualität der gespeicherten Daten zu optimieren. Auf die Möglichkeit, im eigenen Klinikkollektiv zusätzlich eine Untergruppe von Patienten unter einer Studiennummer zusammenzufassen, sei besonders hingewiesen. Denn es gibt in Deutschland kaum eine vergleichbar gute Infrastruktur für klinische Studien. Deshalb sei auch auf die zusätzliche Erhebung einiger weniger weiterer Daten hingewiesen, mit denen einzelne Kliniken spezielle Fragestellungen mit Hilfe des TRM bearbeiten können.

"Aggregierte Daten auf Klinikebene" und "Tumorspezifische Auswertungen" informieren jeden Kooperationspartner über seine eingebrachten Dokumente und deren Qualität sowie über die Befund- und Behandlungsergebnisse. Bei den tumorspezifischen Auswertungen erhält jede Klinik Basisdaten zum Gesamtkollektiv und in identischer Aufbereitung ihre eigenen Daten, bei ausreichender Patientenzahl auch im Vergleich zu anderen Kliniken.

"Übersichten zu Krebserkrankungen" sind erstmalig für 1998 zur krebsbedingten Mortalität verfügbar. Das Bayerische Krebsregistergesetz hat die Bearbeitung der Todesbescheinigungen möglich gemacht. Wann eine vergleichbare Inzidenzstatistik vorgelegt werden kann, hängt von der Kooperationsfähigkeit aller Versorgungsträger der Region und von der finanziellen Ausstattung ab. Das StMAS hat zwar Einzugsgebiete und damit Arbeitsvolumina im Gesetz festgeschrieben. Die finanzielle Unterstützung liegt aber bisher bei etwa 1/7 anderer Register.

"Gemeindestatistiken" geben Zahlen zu Inzidenz und Mortalität auf Gemeindeebene wieder und sind als Liste leicht zu erstellen. Ein Monitoring erfordert jedoch eine kontinuierliche Bewertung. Dieses Leistungsangebot wird zunehmend ausgebaut, auch Sonderwünsche werden in Abhängigkeit vom Arbeitsaufwand nach Möglichkeit erfüllt.

Als weitere Dienstleistung sollte zumindest für das nächste Jahrzehnt - dem Zeitmaß für die Umsetzung von Innovationen in der Medizin - angedacht werden, inwieweit ein datenschutzgerechter Zugriff der Auftraggeber auf die aktuelle Datenbank des Tumorregisters und ihren eigenen Datenbestand möglich wäre. Wenn alle Versorgungsträger aktuell ihren Beitrag dokumentieren, wäre sozusagen eine elektronische Krankenakte online für die

Krebspatienten der Region verfügbar. Die Kapitel 2 und 3 verdeutlichen die dargelegten Ziele durch ausgewählte Ergebnisse.

1. Patientenbezogene Datenaufbereitung

Einzelfallauflistung	alle Daten, Auskunftspflicht gegenüber Patienten
Patientenliste	verschiedenste Kombinationen mit Name, Follow-up, Stadium, Histologie, Eingangsdatum
Listen zu speziellen Gruppen	Patientenlisten für Studien, besondere Behandlungsmaßnahmen
Nachdokumentation	Listen mit fehlenden Angaben zur Vervollständigung, ggf. für Ergänzung durch neue Merkmale
Rückfragenliste	zu widersprüchlichen, fehlenden Angaben
Brief an Patienten	unterschriftsfertig für Klinikleitung
Mahnliste	auf der Basis offener pathologischer Befunde

2. Aggregierte Daten auf Klinikebene

Regelmäßiger Klinikbrief

Stand des Klinikregisters

Krankenhausstatistik

Tumorspezifische Basisdaten (wie Typ A, s. Tumorspezifische Auswertungen)

Spezielle tumorspezifische Auswertungen[1]

3. Tumorspezifische Auswertungen[2]

Basisdaten	(Typ A)
Spezielle Daten	(Typ B)
Inzidenz, Zweitmalignom	(Typ C)
Klinikvergleiche	

4. Übersichten zu Krebserkrankungen[3]

Inzidenz

Mortalität für Region München, Häufigkeits- und Altersverteilung

Progressionen (erfordern Meldungen durch Kliniken und Ärzte)

Überleben

5. Gemeindestatistiken

Inzidenz und Mortalität

Tab. 5: Dienstleistungen des TRM

[1] Jeder Klinik steht es frei, zusätzlich für die Patienten, die von besonderem Interesse sind (z.B. rekrutiert für eine multizentrische Studie) eine eigene Studiennummer zu vergeben, für die dann spezielle Listen und Auswertungen zusammengestellt werden können.

[2] Z.Zt. verfügbar: Kolorektale Karzinome, Mamma, Larynx, Melanom, Niere, Prostata, Endometrium, Lymphome, Hoden

[3] Wenn sich alle Versorgungsträger an der Dokumentation beteiligen, wird die Inzidenz sofort verfügbar.

1.6 Infrastruktur des Registers, Mitarbeiter und Förderung

Krebsregistrierung scheint aufwendig zu sein, wenn von einer Orientierungsgröße von 1 DM pro Einwohner oder 2,3 Mio. DM für das TRM ausgegangen wird. Ein Drittel ist zur Unterstützung der Dokumentation von Kliniken und niedergelassenen Ärzten, ein Drittel für die Datenerfassung und ein Drittel für die Auswertung anzusetzen. Holland oder Dänemark liegen 50% über diesem Wert. Aber auch in den meisten anderen Bundesländern Deutschlands wird die Krebsregistrierung besser unterstützt als in Bayern, d.h. ein direktes Engagement der Krankenkassen steht noch aus.

Krebsregistrierung ist sehr kostengünstig. Ca. 1,2 Mrd. DM dürften jährlich für die Versorgung der Krebspatienten in der Region aufgewendet werden. Mit ca. 0,2% dieses Aufwands könnten Häufigkeiten auf Gemeindeebene, die Qualität der Befundung, die Einhaltung von Standards und die Langzeitergebnisse zwischen Kliniken, Pathologien usw. verglichen werden. Nur wenige Kliniken und Institutionen verfügen heute noch über hinreichend Personal, um für ausgewählte Erkrankungen mit hohem Aufwand die eigenen Ergebnisse ermitteln zu können. Dies ist aufgrund der Vielzahl der involvierten Institutionen nicht rationell und begrenzt die Aussagefähigkeit, weil Vergleiche zu anderen Kliniken fehlen.

Im TRM wird das Datenbanksystem ORACLE auf einem UNIX-Server eingesetzt. Angeschlossen sind z.Zt. 20 Arbeitsplätze für die Erfassung und Analyse der Daten.

Die Mitarbeiter des TRM werden von verschiedenen Stellen mit unterschiedlichen Förderungsauflagen getragen:

- Institut für Medizinische Informationsverarbeitung, Biometrie und Epidemiologie (LMU)

- Tumorzentrum München (9 Stellen für die Routineverarbeitung)

- Bayerisches Staatsministerium für Arbeit und Sozialordnung (2 Stellen für die epidemiologische Erfassung, einschl. der Verarbeitung der TB)

- Deutsche Krebshilfe (3 Stellen für die Entwicklung der Datenverarbeitung, Analyse der Daten und eine Unterstützung der Routineerfassung)

- Bundesministerium für Gesundheit (5,5 Stellen für die Feldstudie München zur Erfassung und Unterstützung der Qualität der Versorgung bei Brust- und Darmkrebs-Patienten)

Mitarbeiter des TRM und der Feldstudie (eingeschlossen Halbtagsstellen und 1998 noch tätige und mittlerweile ausgeschiedene Mitarbeiter)

Leitung: Tel. (089) 7095-4480
Prof.Dr. D. Hölzel

EDV, Statistik, Epidemiologie, Organisation: Tel. (089) 7095-4752, -4751
Fr. Dr. G. Schubert-Fritschle[1], Hr. M. Schmidt, Hr. W. Tretter, Fr. Dr. Ü. Aydemir[1],
Hr. M. Wiedemann, Fr. R. Eckel[1], Fr. E. Spack[2]

Organisationsstelle des TRM: Tel. (089) 7095-4756, -4754

Fr. U. Bier[1], Fr. A. Deinlein, Fr. J. Drexler, Fr. B. Gaßeling, Fr. M. Graf, Fr. D. Königseder[1],

Fr. Ch. Morgner, Fr. G. Neher, Fr. M. Trombetta, Fr. A. Weber[2]

Feldstudie: Tel. (089) 7095-4750, 7002660
Leitung: Fr. Dr. J. Engel

Hr. J. Baumert[1], Fr. H. Kalies (MPH), Fr. E. Kershaw, Fr. N. Kitler, Fr. S. Klar[1],

Fr. E. Liebetruth, Fr. A. Hucke, Fr. G. Anker[2], Hr. Dr. J. Scheichenzuber[2]

Freie Mitarbeiter:

Fr. Dr. P. Duesberg, Fr. St. von Klot-Heydenfeld   [1] halbtags [2] ausgeschieden

Für die epiemiologische Erhebung von Krebserkrankungen in einem Einzugsgebiet von 2,3 Mio. Einwohnern stehen dem TRM derzeit 9 und 2,5 Mitarbeiter zur Verfügung. Das bisher Erreichte hängt entscheidend von den Synergieeffekten der Drittmittelprojekte ab.

Die Feldstudie hat für die Jahre 1996 - 1998 die Erfassung der Mamma- und Rektumkarzinom-Patienten getragen und damit das TRM entscheidend unterstützt. Jetzt sind die Mitarbeiter ausschließlich mit den Aufgaben der Feldstudie beschäftigt.

Postanschriften:

Tumorregister München
bzw. Feldstudie München
Klinikum Großhadern/IBE
Marchioninistr. 15
D-81377 München
Fax: (089) 7095-4753
e-mail: tumor@ibe.med.uni-muenchen.de

Tumorzentrum München
Geschäftsstelle
Maistr. 11
D-80337 München
Tel. (089) 5160-2238
Fax: (089) 5160-4787
e-mail: TZMuenchen@derma.med.uni-muenchen.de

Geschäftsführender Vorstand des Tumorzentrums München:

Vorsitzender: Prof. Dr.med. G. Riethmüller, Vorstand des Instituts für Immunologie der Universität München
Stv. Vorsitzender: Prof. Dr.med. H. Graeff, Vorstand der Frauenklinik der Technischen Universität München
Sekretär: Prof. Dr.med. M. Molls, Vorstand der Klinik für Strahlentherapie und Radiologische Onkologie der Technischen Universität München
Schatzmeister: Prof. Dr.med. H. Sauer, Medizinische Klinik III, Klinikum Großhadern der Universität München

Dieser Jahresbericht ist ein Synergieprodukt partieller Förderungen. Die Deutsche Krebshilfe, das Bayerische Staatsministerium für Arbeit und Sozialordnung, Familie, Frauen und Gesundheit und das Bundesministerium für Gesundheit sind als Förderer zu nennen. Mit der Feldstudie, gefördert durch das BMG, konnte belegt werden, daß eine bevölkerungsbezogene Krebsregistrierung mit adäquater Infrastruktur erreichbar ist.

Frau Königseder hat das Manuskript in die vorliegende Form gebracht, Herr Schmidt u.a. das Layout entworfen und Frau Eckel die Kolorektalen Karzinome ausgewertet.

Die Kassenärztliche Vereinigung Bayern – Bezirksstelle Oberbayern und München Stadt und Land – haben den Versand an alle niedergelassenen Ärzte der Region übernommen. Die hierzu erforderliche Auflage konnte aufgrund der Unterstützung durch die Firmen Sanofi, Takeda und Zeneca realisiert werden, wofür ebenfalls zu danken ist.

2. Ergebnisse

2.1 Bearbeitete Dokumente 1998

Das derzeitige Arbeitsvolumen des TRM kann am einfachsten durch die Anzahl der 1998 verarbeiteten Dokumente beschrieben werden. Neben der reinen Erfassung der Daten ist die inhaltliche Prüfung sowie das aufwendige Zusammenführen und Abgleichen der verschiedenen Dokumente zum selben Patienten zu erwähnen. Aufgrund der kritischen Personalkapazität wächst die Anzahl der noch zu verarbeitenden Dokumente (der Eingang eines Dokuments wird aber in der Regel aktuell innerhalb von 24 Stunden in der Datenbank festgehalten).

Ersterhebungen	14700
Folgeerhebungen	21200
Pathologiebefunde	16700
Bestrahlungsberichte	3800
Arztbriefe	2500
Todesbescheinigungen	21400
Angaben zum Life-Status (elektronisch verarbeitet)	48000

Tab. 6: Bearbeitete Dokumente und Informationen in 1998

In den ca. 80.000 Dokumenten, die im Jahr 1998 verarbeitet wurden, sind mehr als 12.000 Neuerkrankungen enthalten. Aufgrund der Redundanz der Erhebungen werden über die Erfassung von Progressionen auch Patienten dokumentiert, die in zurückliegenden Jahren diagnostiziert wurden. Beim jetzigen Einzugsgebiet ist mit jährlich 10.000 Neuerkrankungen im Einzugsgebiet und 3.000 zusätzlich von außerhalb zu rechnen. Die Zielsetzung des TRM, jeder kooperierenden Klinik einen weitgehenden Überblick zu allen behandelten Patienten anzubieten, führt also dazu, daß nur ca. 75% der gemeldeten Patienten aus dem Einzugsgebiet des TRM stammen.

2.2 Überlebenszeiten der Patienten

Zur adäquaten Beschreibung des Krankheitsverlaufs und der Behandlungsergebnisse sind das klinische Follow-up (tumorfrei, progredient) und der Lifestatus erforderlich. Voraussetzung ist die korrekte Erfassung der Patientenidentifikation und der Anschrift. Nur dann können Ereignisse im Krankheitsverlauf zugeordnet werden. Das klinische Follow-up wird von Kliniken und niedergelassenen Ärzten bereitgestellt. Rezidive und die erste Metastasierung sind wesentliche, zu dokumentierende Zielereignisse z.B. für die Beurteilung der lokalen Therapiemaßnahmen. Auch das Auftreten eines Zweitmalignoms ist ein wichtiger Verlaufsaspekt. Für die von 1980 bis 1990 erfaßten Patienten wurden bisher 9,8% Zweitmalignome dokumentiert. Für die Patienten aus dem epidemiologischen Einzugsgebiet konnte ein Follow-up von über 90% erreicht werden. Die durchschnittliche Beobachtungszeit der Überlebenden aus diesem Zeitraum beträgt Anfang 1999 ca. 14 Jahre.

Ergänzend zu den klinischen Krankheitsverlaufsdaten bemüht sich das TRM um aktuelle Angaben zum Lifestatus, die in nennenswertem Umfang von den Gemeinden gestellt werden. Eine wichtige Verbesserung bringt die durch das AGKRG ermöglichte Bearbeitung der TB. Die Qualität des Follow-up wird für vier unterschiedliche Gebiete belegt, nämlich für das Stadtgebiet München und die zum Einzugsgebiet des TRM gehörenden Landkreise (Region München). Für die Patienten mit weiter entferntem Wohnsitz ist unterschieden zwischen "außerhalb I" und "außerhalb II". Bis auf außerhalb II versucht das TRM ein Follow-up von über 95% zu sichern. In Tab. 7 wird diese Dienstleistung am Beispiel kolorektaler Tumoren aus dem Diagnosejahr 1986/87 und 1994/95 belegt. Es zeigen sich noch einige Schwächen im epidemiologischen Einzugsgebiet, d.h. es fehlt noch das Follow-up einiger Gemeinden, deren Patienten nicht in den Überlebenszeitanalysen berücksichtigt wurden. Diese Schwächen werden aber beim nächsten Jahresbericht überwunden sein.

		Jahrgang 1986/87			Jahrgang 1994/95	
Einzugsgebiet	n	verstorben %	Follow-up Jahre	n	verstorben %	Follow-up Jahre
Stadt München	431	66	9.7	1140	37	2.8
LdKr. Dachau	23	57	8.7	94	32	2.7
LdKr. Freising	12	42	7.4	99	30	1.9
LdKr. Erding	10	50	8.1	38	34	2.6
LdKr. Ebersberg	4	50	9.5	61	30	2.4
LdKr. München	77	57	6.9	261	26	2.0
LdKr. Starnberg	28	64	7.6	124	36	2.7
LdKr. Fürstenfeldbruck	45	51	8.5	166	40	2.6
außerhalb I	432	40	6.5	558	18	2.6
außerhalb II	47	21	3.0	114	1	0.7

Tab. 7: Zur Dienstleistung: Überlebenszeiten ermitteln

1986/87 wurden 431 Patienten mit Darmkrebs aus dem Stadtgebiet dokumentiert. Anfang 98 waren dem TRM davon 66% Sterbefälle bekannt. Dies entspricht fast genau der zu erwartenden Überlebensrate für Darmkrebs-Patienten ca. 11 Jahre nach Diagnose (s. Abb. 43). Wenn zu allen Lebenden Kontakt besteht, sollte die mittlere Überlebenszeit dieser geheilten Patienten etwa 11 Jahre betragen (Spalte Follow-up). Die erkennbaren Defizite werden mit Unterstützung der Gemeinden sicherlich bald behoben. Die Kohorte 94/95 ist entsprechend zu interpretieren. Erkennbar ist die zunehmend bessere Erhebung in der gesamten Region.

2.3 Stand des Registers

Zwei Aspekte sind zu unterscheiden. Das TRM ist im Sinne der Auftragsdatenverarbeitung eine Zusammenfassung vieler klinischer Register. Einige Kliniken können mittlerweile auf eine fast 20 Jahre fortgeschriebene Dokumentation zurückgreifen. Aktuell sind ca. 150.000 Patienten im TRM gespeichert. In Tab. 20 wird diese umfangreiche empirische Basis mit einigen Aspekten erkennbar. Die Bedeutung dieser Datenquelle ist auch aus den publizierten Daten im Buch "Krebs: Häufigkeiten, Befunde und Behandlungsergebnisse" [Hoe96] und den tumorspezifischen und klinikvergleichenden Auswertungen zum Schwerpunkt Kolorektales Karzinom abzuleiten.

Der zweite Aspekt ist die bevölkerungsbezogene Erhebung. Mit dem Bayerischen Krebsregistergesetz ist 1998 erstmalig vom Freistaat Bayern konkret durch Verfahrensvorgaben Interesse an der Krebsregistrierung bekundet worden. Ziel des Tumorregisters München ist es, kurzfristig für das jeweils zurückliegende Jahr aktuell nicht nur die Mortalität (Tab. 16 und 17), sondern auch die Inzidenz zu beschreiben. Für 1996 sind in Tab. 8 und 9 die bisher dokumentierten Neuerkrankungsraten aus der Stadt München zusammengestellt.

Lokalisation ICD-10		n	mittl. Diagn. Alter	0 – 5	5 – 10	10 – 15	15 – 20	20 – 25	25 – 30
C00	Lippe	0	–	–	–	–	–	–	–
C01–C02	Zunge	27	54.7	–	–	–	–	–	–
C03–C06	Mundhöhle	22	58.8	–	–	–	–	–	–
C07–C08	Speicheldrüsen	5	57.0	–	–	–	–	–	–
C09–C10	Oropharynx	28	55.8	–	–	–	–	–	1.6
C11	Nasopharynx	5	57.4	–	–	–	–	–	–
C12–C13	Hypopharynx	20	53.7	–	–	–	–	–	–
C14	Sonst. Teile des Mundes u. des Pharynx	0	–	–	–	–	–	–	–
C15	Ösophagus	43	60.3	–	–	–	–	–	–
C16	Magen	82	62.5	–	–	–	–	–	–
C17	Dünndarm	1	68.0	–	–	–	–	–	–
C18	Dickdarm	196	67.2	–	–	–	–	–	–
C19–C21	Mastdarm	147	65.8	–	–	–	–	–	–
C22	Leber	14	64.1	–	–	–	–	–	–
C23–C24	Gallenblase u. Gallenwege	7	66.9	–	–	–	–	–	–
C25	Pankreas	36	62.0	–	–	–	–	–	–
C26,C48	Sonst. u. n. n. bez. Verdauungsorgane	0	–	–	–	–	–	–	–
C30–C31	Nase, Ohr	4	64.3	–	–	–	–	–	–
C32	Larynx	42	60.8	–	–	–	–	–	–
C33–C34	Luftröhre, Bronchien u. Lunge	209	63.4	–	–	–	–	–	–
C37–C38	Thymus, Herz u. Mediastinum	4	49.8	–	–	–	–	–	–
C40–C41	Knochen u. Gelenkknorpel	0	–	–	–	–	–	–	–
C43	Melanom der Haut	79	59.8	–	–	–	–	2.5	1.6
C44	Sonst. der Haut	13	70.5	–	–	–	–	–	–
C45–C46,C49	Sonst. Bindegewebe u. Weichteilgewebe	21	54.5	–	–	–	–	2.5	–
C50	Brustdrüse	7	65.1	–	–	–	–	–	–
C60	Penis	7	63.6	–	–	–	–	–	–
C61	Prostata	479	69.0	–	–	–	–	–	–
C62	Hoden	44	35.2	–	–	–	–	7.6	9.5
C64	Niere, ausgenommen Nierenbecken	101	60.4	3.5	–	–	–	–	1.6
C67	Harnblase	182	67.2	–	–	–	–	–	–
C65–C66,C68	Sonst. u. n. n. bez. Harnorgane	18	72.2	–	–	–	–	–	–
C69	Auge	10	62.6	–	–	–	–	–	–
C47,C70–C72	Gehirn u. Nervensystem	18	49.6	–	–	4.3	–	–	–
C73	Schilddrüse	33	49.8	–	–	–	–	–	6.3
C74–C75	Sonst. endokrine Drüsen	1	3.0	3.5	–	–	–	–	–
C81	Hodgkin-Krankheit	9	44.4	–	–	–	–	2.5	–
C82–C85	Non-Hodgkin-Lymphome	49	54.8	–	7.6	–	4.0	5.1	–
C90	Plasmozytom	4	58.8	–	–	–	–	–	–
C91	Lymphatische Leukämie	11	18.4	17.7	3.8	4.3	–	2.5	–
C92	Myeloische Leukämie	8	49.3	3.5	3.8	–	–	–	1.6
C93–C96,D46	Sonst. Leukämien	3	61.0	–	–	–	–	–	–
C76–C80,D00–D45,D47–D48	Sonst. u. ungenau bez. Lokalisation	37	59.9	–	–	–	–	–	–
Gesamt ohne C44		2013	63.0	28.4	15.2	8.6	4.0	22.9	22.1

Tab. 8: Altersspezifische und altersstandardisierte Inzidenzraten in der Stadt München 1996 für Männer

Etwa 80% der zu erwartenden Neuerkrankungen bei Männern und 84% bei Frauen sind bereits 1996 im Stadtgebiet erfaßt worden (ohne DCO-Fälle). Beim Malignen Melanom, Mamma-, Rektumkarzinom sowie den meisten urologischen Karzinomen ist schon ein national und international vergleichbarer Stand erreicht worden. Eine eklatante Untererfassung prognostisch ungünstiger Erkrankungen ist auffällig. (Zur Erläuterung s. Tab. 16)

Altersspezifische Inzidenzrate
Altersgruppen von ... bis unter ... Jahren — Lokalisation

30–35	35–40	40–45	45–50	50–55	55–60	60–65	65–70	70–75	75–80	80–85	85 und mehr	Rohe Inz.	Welt-Standard	Europa-Standard	BRD-Standard	ICD-10
–	–	–	–	–	–	–	–	–	–	–	–	–	–	–	–	C00
–	6.0	2.4	11.2	10.7	10.7	6.6	16.8	5.8	9.4	–	–	4.5	3.1	4.1	4.5	C01–
1.5	–	–	2.2	8.5	12.9	16.5	8.4	11.5	9.4	–	–	3.7	2.4	3.3	3.7	C03–
1.5	–	–	–	–	–	9.9	4.2	–	–	–	–	0.8	0.6	0.8	0.8	C07–
–	4.0	2.4	2.2	17.1	17.2	6.6	8.4	5.8	9.4	–	17.6	4.7	3.0	4.1	4.4	C09–
–	–	–	2.2	2.1	4.3	–	–	5.8	–	–	–	0.8	0.5	0.7	0.8	C11
–	–	–	13.5	12.8	8.6	9.9	4.2	–	–	–	–	3.4	2.3	3.0	3.2	C12–
–	–	–	–	–	–	–	4.2	–	–	–	–	–	–	–	–	C14
–	–	2.4	6.7	12.8	27.9	19.9	29.3	28.8	9.4	10.8	–	7.2	4.7	6.5	7.2	C15
1.5	8.0	–	11.2	32.0	17.2	46.3	29.3	80.7	56.3	43.0	70.3	13.8	9.0	12.9	15.5	C16
–	–	–	–	–	–	–	4.2	–	–	–	–	0.2	0.1	0.2	0.2	C17
3.1	–	4.9	20.2	40.5	47.2	72.8	134.2	207.5	206.3	182.8	228.6	32.9	20.8	31.1	39.8	C18
–	4.0	2.4	13.5	21.3	42.9	92.7	117.4	126.8	131.3	107.5	105.5	24.7	16.1	23.3	29.0	C19–
–	–	–	–	4.3	6.4	3.3	16.8	23.1	–	–	–	2.3	1.6	2.2	2.4	C22
–	–	–	–	–	–	6.6	16.8	–	9.4	–	–	1.2	0.9	1.2	1.4	C23–
–	–	–	13.5	8.5	15.0	16.5	12.6	40.3	18.8	10.8	17.6	6.0	4.0	5.6	6.7	C25
–	–	–	–	–	–	–	–	–	–	–	–	–	–	–	–	C26,
–	–	–	2.2	–	2.1	–	–	–	18.8	–	–	0.7	0.4	0.7	1.0	C30–
–	2.0	2.4	2.2	17.1	21.4	23.2	21.0	34.6	9.4	10.8	17.6	7.0	4.6	6.5	7.2	C32
–	10.0	9.7	18.0	38.4	100.8	92.7	180.3	155.6	140.6	129.0	35.2	35.1	22.7	32.3	38.5	C33–
1.5	–	–	–	–	6.4	–	–	–	–	–	–	0.7	0.3	0.5	0.5	C37–
–	–	–	–	–	–	–	–	–	–	–	–	–	–	–	–	C40–
7.7	6.0	9.7	6.7	17.1	27.9	33.1	29.3	46.1	84.4	53.8	35.2	13.3	8.5	12.1	14.8	C43
–	–	–	–	2.1	2.1	–	21.0	17.3	–	10.8	35.2	2.2	1.4	2.1	2.5	C44
1.5	6.0	4.9	2.2	2.1	6.4	9.9	5.8	18.8	10.8	–	–	3.5	2.5	3.2	3.8	C45–
–	–	–	2.2	2.1	2.1	3.3	–	11.5	–	–	17.6	1.2	0.8	1.1	1.3	C50
–	–	2.4	2.2	2.1	–	3.3	4.2	–	–	–	35.2	1.2	0.8	1.2	1.3	C60
–	–	–	11.2	21.3	109.4	271.4	503.1	472.6	618.8	440.8	386.8	80.4	51.8	77.4	100.7	C61
21.6	28.1	2.4	4.5	2.1	6.4	–	–	–	–	–	–	7.4	5.1	5.7	5.9	C62
–	4.0	12.2	22.5	29.8	34.3	36.4	41.9	86.5	103.1	53.8	–	16.9	11.5	15.9	19.2	C64
3.1	8.0	14.6	11.2	27.7	40.8	72.8	100.6	172.9	234.4	172.0	281.3	30.5	19.2	29.0	37.7	C67
–	–	–	–	–	2.1	3.3	12.6	40.3	18.8	32.3	17.6	3.0	1.8	2.9	4.0	C65–
–	–	2.4	4.5	–	2.1	–	16.8	–	–	–	21.5	1.7	1.1	1.5	1.9	C69
3.1	6.0	2.4	4.5	2.1	4.3	3.3	16.8	5.8	–	–	–	3.0	2.4	2.8	2.9	C47,
4.6	6.0	7.3	4.5	6.4	12.9	13.2	8.4	5.8	9.4	10.8	–	5.5	3.7	4.7	5.1	C73
–	–	–	–	–	–	–	–	–	–	–	–	0.2	0.4	0.3	0.2	C74–
1.5	6.0	–	2.2	4.3	–	–	–	–	9.4	–	–	1.5	1.1	1.4	1.6	C81
4.6	4.0	7.3	4.5	12.8	10.7	19.9	16.8	40.3	37.5	10.8	17.6	8.2	6.4	8.0	9.2	C82–
–	–	2.4	–	–	–	6.6	–	5.8	–	–	–	0.7	0.5	0.7	0.7	C90
1.5	2.0	–	–	–	–	–	5.8	–	–	–	–	1.8	3.4	2.6	1.9	C91
–	–	–	–	–	–	8.4	5.8	9.4	10.8	–	–	1.3	1.4	1.5	1.6	C92
–	–	–	–	2.1	–	–	8.4	–	–	–	–	0.5	0.4	0.5	0.5	C93–
3.1	2.0	4.9	–	10.7	19.3	13.2	16.8	34.6	28.1	–	17.6	6.2	4.0	5.7	6.5	C76–
61.7	112.2	99.8	202.4	368.7	619.8	913.4	1396.1	1665.7	1800.1	1311.7	1301.2	337.7	224.3	317.3	387.6	ohne C44

Lokalisation

ICD-10		n	mittl. Diagn. Alter	0–5	5–10	10–15	15–20	20–25	25–30
C00	Lippe	0	–	–	–	–	–	–	–
C01–C02	Zunge	8	61.9	–	–	–	–	–	–
C03–C06	Mundhöhle	4	50.0	–	–	–	–	–	1.7
C07–C08	Speicheldrüsen	4	74.0	–	–	–	–	–	–
C09–C10	Oropharynx	5	64.4	–	–	–	–	–	–
C11	Nasopharynx	3	49.7	–	–	–	–	–	–
C12–C13	Hypopharynx	6	54.3	–	–	–	–	–	–
C14	Sonst. Teile des Mundes u. des Pharynx	0	–	–	–	–	–	–	–
C15	Ösophagus	7	70.6	–	–	–	–	–	–
C16	Magen	84	70.3	–	–	–	–	–	–
C17	Dünndarm	3	63.7	–	–	–	–	–	–
C18	Dickdarm	232	70.6	–	–	–	–	2.6	1.7
C19–C21	Mastdarm	134	70.6	–	–	–	–	–	1.7
C22	Leber	6	69.0	–	–	–	–	–	–
C23–C24	Gallenblase u. Gallenwege	16	73.6	–	–	–	–	–	–
C25	Pankreas	32	66.1	–	–	–	–	–	–
C26,C48	Sonst. u. n. n. bez. Verdauungsorgane	2	71.5	–	–	–	–	–	–
C30–C31	Nase, Ohr	3	72.3	–	–	–	–	–	–
C32	Larynx	5	57.2	–	–	–	–	–	–
C33–C34	Luftröhre, Bronchien u. Lunge	91	62.9	–	–	–	–	–	–
C37–C38	Thymus, Herz u. Mediastinum	3	67.3	–	–	–	–	–	–
C40–C41	Knochen u. Gelenkknorpel	2	47.5	–	–	–	–	–	–
C43	Melanom der Haut	92	60.0	–	–	–	–	2.6	8.5
C44	Sonst. der Haut	7	74.6	–	–	–	–	–	–
C45–C46,C49	Sonst. Bindegewebe u. Weichteilgewebe	28	58.9	–	–	–	–	2.6	1.7
C50	Brustdrüse	883	61.8	–	–	–	–	–	6.8
C51	Vulva	17	72.5	–	–	–	–	–	–
C52	Vagina	5	73.0	–	–	–	–	–	–
C53	Cervix uteri	82	54.2	–	–	–	–	2.6	8.5
C54	Corpus uteri	137	67.9	–	–	–	–	–	–
C56	Ovar	103	62.2	–	–	–	–	–	6.8
C58	Plazenta	4	55.3	–	–	–	–	–	–
C55,C57	Sonst. u. n. n. bez. weibl. Genitalorgane	0	–	–	–	–	–	–	–
C64	Niere, ausgenommen Nierenbecken	53	66.9	–	–	–	–	–	–
C67	Harnblase	78	71.0	–	–	–	–	–	–
C65–C66,C68	Sonst. u. n. n. bez. Harnorgane	8	77.4	–	–	–	–	–	–
C69	Auge	7	59.3	–	–	–	–	–	–
C47,C70–C72	Gehirn u. Nervensystem	13	50.5	–	4.0	–	–	–	3.4
C73	Schilddrüse	43	54.3	–	–	–	–	–	3.4
C74–C75	Sonst. endokrine Drüsen	3	22.3	7.4	–	–	–	–	–
C81	Hodgkin-Krankheit	13	29.0	–	–	9.1	4.1	5.2	3.4
C82–C85	Non-Hodgkin-Lymphome	41	63.6	–	–	–	–	–	1.7
C90	Plasmozytom	6	68.2	–	–	–	–	–	–
C91	Lymphatische Leukämie	2	56.5	–	–	–	–	–	–
C92	Myeloische Leukämie	16	63.4	–	–	–	–	–	1.7
C93–C96,D46	Sonst. Leukämien	3	63.0	–	–	–	–	–	–
C76–C80,D00–D45,D47–D48	Sonst. u. ungenau bez. Lokalisation	87	60.6	–	–	–	–	2.6	1.7
Gesamt ohne C44		2374	63.8	7.4	4.0	9.1	4.1	18.2	53.0

Tab. 9: Altersspezifische und altersstandardisierte Inzidenzraten in der Stadt München 1996 für Frauen (zur Erläuterung s. Tab. 8 und 16)

Altersspezifische Inzidenzrate
Altersgruppen von ... bis unter ... Jahren

Lokalisation

30–35	35–40	40–45	45–50	50–55	55–60	60–65	65–70	70–75	75–80	80–85	85 und mehr	Rohe Inz.	Welt-Standard	Europa-Standard	BRD-Standard	ICD-10
–	–	–	–	–	–	–	–	–	–	–	–	–	–	–	–	C00
–	2.1	–	–	2.2	4.2	–	3.3	3.1	8.9	–	–	1.2	0.7	1.0	1.1	C01–
–	–	–	2.2	–	2.1	–	3.3	–	–	–	–	0.6	0.5	0.5	0.6	C03–
–	–	–	–	2.2	–	–	–	–	–	13.8	–	0.6	0.2	0.3	0.5	C07–
–	–	–	–	2.2	2.1	3.0	–	3.1	4.5	–	–	0.8	0.4	0.6	0.7	C09–
–	–	2.4	2.2	–	2.1	–	–	–	–	–	–	0.5	0.4	0.4	0.4	C11
–	–	–	2.2	4.3	6.3	–	–	–	–	–	–	0.9	0.6	0.8	0.8	C12–
–	–	–	–	–	–	–	–	–	–	–	–	–	–	–	–	C14
–	–	–	–	–	4.2	–	3.3	6.2	–	4.6	5.6	1.1	0.4	0.7	0.8	C15
1.7	–	–	8.8	21.6	10.4	24.0	19.7	27.8	58.0	91.8	44.9	13.1	5.5	8.2	10.8	C16
–	–	–	–	–	2.1	3.0	–	3.1	–	–	–	0.5	0.3	0.4	0.4	C17
1.7	2.1	7.1	15.4	25.9	46.0	54.1	91.8	101.9	173.9	183.6	146.0	36.2	15.4	22.9	29.9	C18
–	2.1	9.5	8.8	19.4	29.3	24.0	39.4	52.5	98.1	114.7	95.4	20.9	8.7	13.1	17.0	C19–
–	–	–	–	2.2	–	–	3.3	9.3	4.5	–	–	0.9	0.4	0.6	0.8	C22
–	–	–	–	–	6.3	6.0	6.6	3.1	13.4	4.6	22.5	2.5	1.0	1.6	2.0	C23–
–	2.1	–	4.4	4.3	4.2	12.0	26.2	18.5	22.3	4.6	5.6	5.0	2.7	3.8	4.5	C25
–	–	–	–	–	3.0	–	–	–	4.5	–	–	0.3	0.2	0.2	0.3	C26,
–	–	–	–	–	3.0	3.3	–	–	–	–	5.6	0.5	0.2	0.3	0.4	C30–
–	–	2.4	–	4.3	–	3.0	–	3.1	–	–	–	0.8	0.5	0.7	0.7	C32
–	–	7.1	22.0	23.7	16.7	51.1	49.2	43.2	35.7	13.8	11.2	14.2	8.5	11.5	13.1	C33–
–	–	–	–	–	2.1	3.0	–	–	–	4.6	–	0.5	0.2	0.3	0.4	C37–
–	2.1	–	–	–	–	3.0	–	–	–	–	–	0.3	0.2	0.3	0.3	C40–
5.1	12.9	14.2	13.2	12.9	10.4	24.0	26.2	55.6	49.0	27.5	16.8	14.4	8.3	10.8	12.8	C43
–	–	–	–	2.2	2.1	–	–	3.1	4.5	9.2	5.6	1.1	0.4	0.6	0.8	C44
5.1	–	–	8.8	4.3	8.4	6.0	3.3	9.3	13.4	13.8	5.6	4.4	2.5	3.2	3.9	C45–
27.4	32.2	134.8	186.8	254.5	242.4	267.3	321.4	321.2	329.9	316.6	213.3	137.9	78.5	107.3	121.9	C50
–	–	–	–	–	2.1	6.0	9.8	15.4	4.5	13.8	11.2	2.7	1.1	1.6	2.1	C51
–	–	–	–	–	–	3.0	–	3.1	8.9	4.6	–	0.8	0.3	0.5	0.7	C52
5.1	23.6	18.9	22.0	15.1	23.0	6.0	6.6	21.6	26.7	18.4	28.1	12.8	8.1	10.3	11.4	C53
–	–	2.4	4.4	23.7	35.5	72.1	45.9	89.6	102.5	45.9	33.7	21.4	10.5	15.2	18.7	C54
1.7	2.1	9.5	24.2	17.3	29.3	30.0	45.9	37.1	53.5	45.9	11.2	16.1	9.0	12.2	14.4	C56
–	–	2.4	–	2.2	2.1	–	3.3	–	–	–	–	0.6	0.4	0.6	0.6	C58
–	–	–	–	–	–	–	–	–	–	–	–	–	–	–	–	C55,
–	2.1	–	4.4	12.9	6.3	33.0	29.5	18.5	31.2	27.5	11.2	8.3	4.4	6.1	7.4	C64
–	–	2.4	2.2	6.5	14.6	27.0	32.8	61.8	44.6	41.3	44.9	12.2	5.4	7.9	10.0	C67
–	–	–	–	–	–	–	3.3	6.2	4.5	13.8	5.6	1.2	0.4	0.6	0.9	C65–
3.4	–	–	2.2	–	–	–	–	3.1	13.4	–	–	1.1	0.5	0.8	1.0	C69
1.7	–	–	–	–	4.3	–	3.3	6.2	–	–	–	2.0	1.7	1.9	1.9	C47,
5.1	4.3	16.6	11.0	6.5	8.4	12.0	19.7	6.2	4.5	13.8	5.6	6.7	4.5	5.6	6.0	C73
–	–	–	–	–	–	–	3.3	–	–	–	–	0.5	1.0	0.7	0.5	C74–
1.7	6.4	2.4	2.2	–	–	–	–	–	–	–	–	2.0	2.6	2.4	2.4	C81
1.7	–	4.7	8.8	8.6	12.5	15.0	3.3	18.5	22.3	13.8	16.8	6.4	3.4	4.7	5.6	C82–
–	–	–	–	–	4.2	–	6.6	–	4.5	4.6	–	0.9	0.4	0.6	0.8	C90
–	–	2.4	–	–	–	–	–	3.1	–	–	–	0.3	0.2	0.3	0.3	C91
–	–	–	2.2	6.5	2.1	6.0	–	12.4	13.4	4.6	–	2.5	1.3	1.8	2.3	C92
–	–	–	–	2.2	–	3.0	–	–	4.5	–	–	0.5	0.3	0.4	0.5	C93–
5.1	6.4	11.8	13.2	32.4	18.8	18.0	19.7	43.2	31.2	27.5	28.1	13.6	7.7	10.4	11.8	C76–
66.7	100.9	250.7	371.4	522.0	557.9	732.9	833.1	1006.9	1185.8	1069.2	769.1	370.8	199.5	274.3	323.2	ohne C44

2.4 Mortalitätsstatistik der Region München 1998

Notwendigerweise setzt man sich allein mit dem Begriff Todesursachen auf der Basis der Todesbescheinigungen (TB) der Kritik der Pathologen aus. Trotz vieler Unzulänglichkeiten, u.a. aufgrund häufig unzureichender Angaben, der optimierbaren intra- und intersektoralen Kommunikation und der monokausalen Kodierung der TB, sind dies die wertvollsten Datenquellen zur Mortalitätsentwicklung in Deutschland. Denn diese Zeitreihen sind dann aussagekräftig, wenn die Fehler von Jahr zu Jahr konstant bleiben. So sind z.B. der Rückgang beim Magenkrebs seit 1970 mit 70%, die Trendwende beim Lungenkrebs der Männer um 1988, die Qualität der Versorgung beim Hodenkrebs und auch der Rückgang des Herzinfarktes als Todesursache um 30% in den letzten 15 Jahren reale Entwicklungen, die sich durch die Mortalitätszahlen belegen lassen. Es sind eindeutige Aussagen, die keine andere Datenquelle belegt.

Die Bearbeitung der TB gehört zum Standard der Krebsregistrierung. Denn die Anzahl der Sterbefälle, von denen ein Tumorregister erstmalig über die TB erfährt (sogenannte DCO-Fälle, death certificate only) ist ein aussagekräftiges Qualitätskriterium. Erstmalig konnten 1998 im TRM aufgrund des Krebsregistergesetzes ca. 22.000 TB des gesetzlich festgelegten epidemiologischen Einzugsgebietes verarbeitet werden. Hierbei ist zu beachten, daß nicht monokausal die Haupttodesursache nach den amtlichen Regeln kodiert wurde. Vielmehr wurden alle Angaben in den IDC-10 umgesetzt. Auch Hinweise auf Metastasierungen, Progressionen und Tumorkachexie wurden ergänzend gespeichert. Denn es ist nicht die Aufgabe der Krebsregister, die amtliche Statistik zu reproduzieren. Vielmehr geht es darum, aus der Verknüpfung beider Datenquellen zusätzliche nützliche Informationen zu gewinnen. TB mit dem Hinweis auf eine Krebserkrankung wurden systematisch, alle anderen nur dann berücksichtigt, wenn der Verstorbene dem Register bekannt war.

Bei der Interpretation der Daten ist zu beachten, daß ca. 2% der TB aufgrund des Archivierungssystems nicht bearbeitet werden konnten. Denn eine TB wird in dem Gesundheitsamt archiviert, das für den Sterbeort zuständig ist. Tab. 10 zeigt, daß aus dem Landkreis München von 710 Sterbefällen mit einem Hinweis auf eine Tumorerkrankung allein 372 in der Stadt München aufgetreten sind. Da es im Landkreis München kein Krankenhaus gibt, wird die stationäre Versorgung im wesentlichen von Münchener Krankenhäusern getragen. Die 308 TB im Landkreis entsprechen mit 43% dem Anteil der zuhause Versterbenden. Dieses Archivierungsprinzip bedingt, daß insbesondere an den Grenzen des Einzugsgebietes einige TB wegen einer wohnortnahen stationären Versorgung nur in den anliegenden Landkreisen verfügbar sind. Tab. 10 belegt zugleich mit den unterschiedlichen Anteilen unbekannter Fälle, daß die Kooperation im TRM zu intensivieren ist, auch wenn diese Maßzahlen nicht den Status quo beschreiben. Denn beim überwiegenden Teil der Sterbefälle von 1998 wurde die Krebserkrankung in früheren Jahren diagnostiziert, während die bevölkerungsbezogene Erhebung erst 1998 begonnen hat.

Zur Beurteilung der Qualität der Angaben ist von der Anforderung auf der Todesbescheinigung auszugehen, die dem Arzt durch drei vorgegebene Zeilen gestellt wird. Es ist eine Kausalkette anzugeben, die vom unmittelbar zum Tode führenden Leiden als Folge von und bis hin zum Grundleiden zu beschreiben. Bezogen auf Krebs sollte deshalb stets eine Kombination von Progression oder lokoregionärem Rezidiv oder Metastasierung mit der Tumordiagnose als Grundleiden angegeben sein. Denn für geheilte Patienten darf kein Grundleiden Krebs angegeben werden. Wenn zusätzlich als erste Angabe Schlaganfall, Herzinfarkt oder Selbstmord angegeben werden muß, werden Grenzen der monokausalen Kodierung deutlich. Zwei Angaben, Herzinfarkt und Pankreaskarzinom (mit 2%

Überlebensrate) bzw. Prostatakarzinom (mit 69% Überlebensrate) haben unterschiedliche Aussagekraft bzw. zeigen Freiheitsgrade bei der Erstellung der amtlichen Mortalitätsstatistik, wenn der Hinweis auf ein fortschreitendes bzw. metastasiertes Prostatakarzinom fehlt.

Die Qualität des Registers und z.T. der TB wird zu ausgewählten Diagnosen mit Tab. 12 beschrieben. Das hohe mittlere Sterbealter der DCO-Fälle deutet auf eine Untererfassung des TRM im fortgeschrittenen Lebensalter. Die Differenz zum durchschnittlichen Sterbealter läßt zusätzlich Fehler in der Todesbescheinigung vermuten. Diese Differenzen passen nicht zu den verfügbaren Inzidenzstatistiken. Auch die Differenz zum mittleren Diagnosealter, die ja die durchschnittliche Überlebenszeit bei tumorabhängigem Tod beschreiben sollte, läßt die Überrepräsentierung junger Patienten erkennen.

Aspekte der Qualität und Vollständigkeit sind in Tab. 14 beschrieben. Wenn die Daten verallgemeinerbar sind, so ist in der Region München mit wenigen falsch negativen Angaben, also fehlendem Hinweis auf ein progredientes Krebsleiden, zu rechnen. Falsch positive Angaben könnten sich jedoch auf 10% aller TB mit Hinweis auf Krebs beziehen. Zusammen würde sich also eine Überschätzung um 10% der tatsächlichen Krebsmortalität ergeben. Dies alles sind erste Schätzungen, die in wenigen Tagen nach der Erfassung der letzten Todesbescheinigung vom 31. Dezember 1998 abgeleitet werden konnten. Sowohl im ambulanten als auch im stationären Sektor sind Optimierungsreserven erkennbar, die auch zwischenärztliche Kommunikationsdefizite sein dürften (Notarzt, Hausarzt, Klinik). Von Krankenhäusern ausgestellte TB überzeugen nicht durch höhere Qualität.

Trotz dieser Einschränkungen sind die Mortalitätsdaten des Jahrgangs 1998 inhaltlich interpretierbar. In Tab. 13 sind Anzahl, prozentuale Verteilung und rohe Mortalitätsraten getrennt nach Geschlecht für 18 Tumordiagnosen bzw. Tumorgruppen zusammengestellt. Im Vergleich zur Bundesrepublik ergeben sich für die Summen aller Krebserkrankungen unter dem Durchschnitt liegende Werte. Auffällig niedrige Werte zeigen das Lungenkarzinom bei den Männern, der Darm-, Gebärmutter- und Nierenkrebs bei den Frauen. Im Krebsatlas der Bundesrepublik [BeWa97] sind für die Jahre 1985 bis 89 solche Unterschiede ebenfalls belegt worden. Das Prostatakarzinom ist die einzige, deutlich über dem Bundesdurchschnitt liegende Todesursache. Z.T. ist dies aber darauf zurückzuführen, daß alle Angaben, auch solche ohne explizite Kausalkette über Progressionen berücksichtigt wurden. Während die Daten zum Lungenkrebs eindeutig mit einer geringen Zahl von Rauchern in der Region München zusammenhängen müssen (bei Männern, nicht bei Frauen), sind die anderen Auffälligkeiten erst durch die Bearbeitung weiterer Jahrgänge zu bestätigen und zu hinterfragen. Dies gilt erst recht für die Unterschiede zwischen Stadt und Landkreisen, die bei wesentlich kleineren Fallzahlen großen Zufallsschwankungen unterliegen (Tab. 11). Auch die Sterbemonate von Krebspatienten (Abb. 15) wurden auf saisonale Schwankungen geprüft.

Die altersspezifischen Mortalitätsraten sind in den beiden Tabellen 16 und 17 zusammengestellt. Diese Tabellen beschreiben die tumorbedingte Mortalität 1998 in der Region München getrennt nach den Geschlechtern. Sie sind nach dem Diagnoseschlüssel ICD-10 gegliedert und enthalten die Anzahl der Sterbefälle, das mittlere Sterbealter, die Mortalitätsraten (je 100.000) in jeder der 18 5-Jahres-Altersklassen. Die letzten vier Werte sind die rohe Mortalität (je 100.000 Männer bzw. Frauen) und die altersstandardisierten Raten nach dem Welt-, Europa- bzw. BRD-Standard (Aufbau der Bevölkerungsstruktur der Bundesrepublik von 1987).

Wohnort		M	DAH	FS	ED	EBE	ML	STA	FFB	Gesamt
						Sterbeort				
Stadt München	M	3311	15	2	22	5	40	122	8	3525
Dachau	DAH	50	281	0	1	0	1	2	2	337
Freising	FS	27	3	196	10	0	0	5	2	243
Erding	ED	22	0	4	202	5	0	1	0	234
Ebersberg	EBE	60	0	0	8	181	0	5	0	254
München Land	ML	372	3	4	4	0	308	19	0	710
Starnberg	STA	58	0	0	0	0	4	301	1	364
Fürstenfeldbruck	FFB	124	9	0	0	1	2	32	287	455
Gesamt		4024	311	206	247	192	355	487	300	6122
unbekannte Fälle	n	1150	141	79	83	71	120	134	110	1888
	%	28.6	45.3	38.3	33.6	37	33.8	27.5	36.7	30.8

Tab. 10: Wohn- und Sterbeort der 1998 "tumorbedingt" Verstorbenen.

Von den 710 tumorbedingten Sterbefällen aus dem Landkreis München sind 372 in der Stadt aufgetreten. 33,8% der im Landkreis Verstorbenen waren im TRM nicht bekannt. Insgesamt wurden 6.122 TB mit Hinweisen auf Tumordiagnosen verarbeitet. 30,8% aus der Gesamtregion waren im TRM nicht bekannt. Da die Erkrankungen in der Regel vor 1998, dem Beginn der bevölkerungsbezogenen Erhebung, diagnostiziert wurden, ist der hohe Anteil unbekannter Fälle kein Qualitätsmaß für 1998.

	Wohnort															
	Stadt München		Dachau		Freising		Erding		Ebers- berg		München Land		Starnberg		Fürsten- feldbruck	
Tumordiagnose	m	w	m	w	m	w	m	w	m	w	m	w	m	w	m	w
Magen	16	18	13	13	14	6	13	15	7	13	16	17	19	19	13	12
Darm	33	34	37	42	28	21	31	36	52	16	33	38	48	45	26	36
Pankreas	14	16	12	15	7	19	8	12	7	11	14	17	7	8	16	8
Lunge	52	24	56	19	34	6	36	19	33	18	32	12	67	24	59	14
Mamma	1	50	0	50	0	29	0	38	0	36	0	50	0	43	0	43
Prostata	42	0	37	0	32	0	23	0	31	0	34	0	42	0	45	0
Systemerkrankungen	24	21	22	27	13	23	9	17	17	20	22	23	19	21	22	18

Tab. 11: Mortalitätsraten für ausgewählte Tumordiagnosen in den Landkreisen (1998)

In der Stadt München sind 52 Männer bzw. 24 Frauen (je 100.000) an Lungenkrebs verstorben (Anzahl der Sterbefälle in der Region s. Tab. 13, Einwohnerzahlen s. Tab. 18).

Tumordiagnose	Sterbealter Jahre	Alter bei Diagnose Jahre	Sterbealter DCO-Fälle Jahre	DCO-[1] Anteil %	im Krkh.[2] verstorben %
Lunge	68	63	73	27	73.5
Mamma	73	61	79	28	61.3
Malignes Melanom	69	58	77	25	59.7
Non-Hodgkin-Lymphome	73	61	77	35	78.4

[1] Anteil der im Tumorregister nicht bekannten Sterbefälle   [2] Anteil der im Krankenhaus verstorbenen Fälle

Tab. 12: Charakteristika ausgewählter Todesursachen (1998)

Das hohe Sterbealter der DCO-Fälle läßt auf Erfassungsdefizite des TRM im fortgeschrittenen Alter und auf Unschärfen der Angaben auf den TB schließen. Auch die Differenz zwischen Alter bei Diagnose und Sterbealter ist größer als die zu erwartende Überlebenszeit (s. Tab. 20). Der Anteil der im Krankenhaus Verstorbenen ist u.a. ein Hinweis auf den präfinalen Versorgungsaufwand.

	Männer				Frauen			
	Region 1998		BRD		Region 1998		BRD	
			je	je			je	je
Tumorlokalisation	n	%	100.000	100.000	n	%	100.000	100.000
Kopf, Hals	165	6.0	15	14	56	2.1	5	3
Ösophagus	71	2.6	6	8	31	1.2	3	2
Magen	169	6.2	15	18	187	6.9	16	16
Darm	378	13.8	34	34	401	14.9	34	38
Leber, Galle	137	5.0	12	11	104	3.9	9	13
Pankreas	142	5.2	13	13	171	6.4	15	14
Lunge	542	19.8	48	71	233	8.7	20	21
Melanom	38	1.4	3	3	30	1.1	3	2
Bindegewebe	39	1.4	3	1	36	1.3	3	1
Mamma	3	0.1	0	0	551	20.5	47	44
Gebärmutter					75	2.8	6	12
Eierstock					157	5.8	13	15
Prostata	437	16.0	39	29				
Blase	102	3.7	9	11	53	2.0	4	6
Nieren	100	3.7	9	10	47	1.7	4	7
ZNS	63	2.3	6	7	70	2.6	6	6
Lymphome, Leukämien	247	9.0	22	19	247	9.2	21	18
Sonstige	242	8.9	22	20	359	13.3	30	25
Gesamt/Durchschnitt (Patienten)	2734	105.1	257	269.1	2691	104.4	238	243.6

Tab. 13: Vergleich der Krebsmortalität zwischen Deutschland 1997 (BRD) [SBT] und der Region München 1998

In der Region München war 1998 auf 378 TB von Männern ein Hinweis auf Darmkrebs. Das waren 13,8% aller TB mit einem Hinweis auf eine maligne Erkrankung. Dies entspricht einer rohen Mortalitätsrate von 34 je 100.000 und ist identisch mit dem Wert für ganz Deutschland. Da insgesamt 2.734 Tumorlokalisationen registriert wurden, ergibt die Summe 105,1%. Auffällig sind die um 23% niedrigere Lungenkrebsrate und die um 10% höhere Prostatakarzinomrate, letztere partiell durch die multiple Kodierung bedingt.

Angabe auf der TB		Tumordiagnose		>1 Tumor-diagnose	Gesamt	Keine Tumor-diagnose
		o.Progr.	m.Progr.			
Lunge	%	27.8	66.5	5.7	20.4	2.5
männl.	Sterbealter	70.4	67.3	70.6	68.4	69.8
Lunge	%	24.0	72.1	3.9	8.8	1.1
weibl.	Sterbealter	72.8	67.9	68.4	69.1	71.7
Prostata	%	32.8	53.3	13.8	14.9	20.7
	Sterbealter	82.1	77.4	78.3	79.1	81.1
Kolon/Rektum/Anal	%	23.4	66.8	9.7	12.6	12.8
männl.	Sterbealter	74.4	71.5	75.9	72.6	79.6
Kolon/Rektum/Anal	%	21.7	69.1	9.2	14.1	10.5
weibl.	Sterbealter	82.0	75.8	76.6	77.2	83.4
Mamma	%	18.0	73.3	8.7	20.4	13.4
	Sterbealter	79.8	70.1	76.1	72.4	81.6
Galle/Leber/Pankreas	%	24.8	71.1	4.2	10.4	2.2
männl.	Sterbealter	69.6	69.3	70.9	69.5	65.5
Galle/Leber/Pankreas	%	18.2	78.0	3.8	10.0	0.7
weibl.	Sterbealter	76.8	74.2	72.7	74.6	79.8
Gesamt	%	29.6	65.8	4.6	100.0	11.9
männl.	Sterbealter	72.7	68.8	73.0	70.9	76.8
Gesamt	%	25.9	70.0	4.1	100.0	10.5
weibl.	Sterbealter	77.6	72.4	74.5	74.6	81.5
Verstorben im Kh.	%	64.7	66.6	63.3	65.9	59.2
Progressionen TRM	%	9.6	76.7	58.3	57.3	10.9
Andere Tu. TRM	%	15.1	18.5	27.4	17.9	100.0

Tab. 14: Zur Qualität der Todesbescheinigungen

18% der 551 TB (s. Tab. 13) mit einem Hinweis auf Mammakarzinom enthielten keine Angaben zur Progression oder Metastasierung. Diese Gruppe hat ein mittleres Sterbealter von 79,8 Jahren. Bei einem Hinweis auf Progression (73,3%) lag das Sterbealter dagegen bei nur 70,1 Jahren. Bei 8,7% war ein Zweitmalignom angegeben. Diese 20,4% aller TB von Frauen mit einem Hinweis auf Krebs ergaben ein mittleres Sterbealter von 72,4 Jahren. 86 TB ohne Hinweis auf einen Tumor wurden registriert, die aber einer Patientin mit Mammakarzinom im Register zugeordnet werden konnten. Dies sind 13,4% der 551 und 86 Patientinnen mit Brustkrebs. In einigen Jahren sollten es fast 70% entsprechend der Überlebensrate sein. Das Sterbealter dieser Gruppe betrug 81,6 Jahre. Das entspricht etwa der Lebenserwartung geheilter Patientinnen (s. Tab. 19 und 20). Auch das Sterbealter von 70,1 Jahren der metastasierten Patientinnen ist als epidemiologische Kenngröße zu betrachten, denn das Diagnosealter liegt bei ca. 62 Jahren und die mittlere Überlebenszeit für progrediente Patientinnen bei 6 Jahren, was wegen zu kurzer Beobachtungszeit vom TRM noch unterschätzt wird. Zu den drei unterschiedenen Gruppen waren im TRM 9,6% Progressionen (vorletzte Zeile) zu den bekannten Sterbefällen ohne Hinweis auf Progression auf der TB bekannt, 76,7% mit Hinweisen, 58,3% bei Zweitmalignomen und 10,9% bei keinem Hinweis auf Krebs auf der TB. Insgesamt kann beim Brustkrebs durch den Vergleich mit dem TRM von 4% falsch negativen und 16% falsch positiven Angaben ausgegangen werden, d.h. die Brustkrebsmortalität wird in der Region in der amtlichen Statistik um ca. 9% überschätzt.

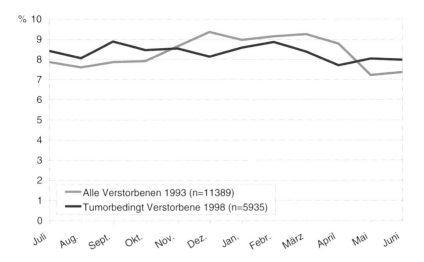

Abb. 15: Mortalität im jahreszeitlichen Verlauf

Die prozentuale Verteilung der monatlichen Sterbefälle in der Stadt München (1993 untersucht im Rahmen eines Projektes im Bayerischen Forschungsverbund Public Health) zeigt eine deutliche Erhöhung von über 20% in den Monaten November bis März. Die tumorbedingte Mortalität ist stabiler. Auch die Monate der Diagnosestellung zeigen keine saisonale Komponente. Der pathogenetische Prozeß bestimmt das Überleben. Es kann die Behauptung nicht gestützt werden, daß Krebspatienten gehäuft im Winter versterben.

Lokalisation

ICD-10		n	mittl. Sterbe- alter	0 5	5 10	10 15	15 20	20 25	25 30
C00	Lippe	2	60.0	–	–	–	–	–	–
C01–C02	Zunge	20	61.7	–	–	–	–	–	–
C03–C06	Mundhöhle	25	58.5	1.7	–	–	–	–	–
C07–C08	Speicheldrüsen	3	80.0	–	–	–	–	–	–
C09–C10	Oropharynx	35	54.6	1.7	–	–	–	–	–
C11	Nasopharynx	4	57.8	–	–	–	–	–	–
C12–C13	Hypopharynx	25	60.6	–	–	–	–	–	–
C14	Sonst. Teile des Mundes u. des Pharynx	10	67.1	–	–	–	–	–	–
C15	Ösophagus	71	64.2	–	–	–	–	–	–
C16	Magen	169	72.9	–	–	–	–	–	–
C17	Dünndarm	3	75.0	–	–	–	–	–	–
C18	Dickdarm	262	72.4	–	–	–	–	–	–
C19–C21	Mastdarm	101	71.6	–	–	–	–	–	–
C22	Leber	113	69.3	–	–	–	–	–	–
C23–C24	Gallenblase u. Gallenwege	24	71.0	–	–	–	–	–	–
C25	Pankreas	142	68.7	–	–	–	–	–	–
C26,C48	Sonst. u. n. n. bez. Verdauungsorgane	11	76.4	–	–	–	–	–	–
C30–C31	Nase, Ohr	1	71.0	–	–	–	–	–	–
C32	Larynx	40	65.4	–	–	–	–	–	–
C33–C34	Luftröhre, Bronchien u. Lunge	540	68.3	–	–	–	–	–	–
C37–C38	Thymus, Herz u. Mediastinum	3	70.0	–	–	–	–	–	–
C40–C41	Knochen u. Gelenkknorpel	6	49.7	–	–	–	–	–	0.9
C43	Melanom der Haut	38	64.5	–	–	–	–	–	–
C44	Sonst. der Haut	11	80.4	–	–	–	–	–	–
C45–C46,C49	Sonst. Bindegewebe u. Weichteilgewebe	66	64.6	1.7	–	–	–	1.4	1.8
C50	Brustdrüse	3	79.0	–	–	–	–	–	–
C60	Penis	4	67.5	–	–	–	–	–	–
C61	Prostata	437	78.7	–	–	–	–	–	–
C62	Hoden	6	43.7	–	–	–	–	–	–
C64	Niere, ausgenommen Nierenbecken	99	69.2	–	–	–	–	–	–
C67	Harnblase	102	79.4	–	–	–	–	–	–
C65–C66,C68	Sonst. u. n. n. bez. Harnorgane	27	71.8	–	–	–	–	–	–
C69	Auge	0	–	–	–	–	–	–	–
C47,C70–C72	Gehirn u. Nervensystem	64	57.9	–	1.8	4.0	–	–	0.9
C73	Schilddrüse	16	69.4	–	–	–	–	–	–
C74–C75	Sonst. endokrine Drüsen	1	85.0	–	–	–	–	–	–
C81	Hodgkin-Krankheit	5	48.4	–	–	–	–	–	0.9
C82–C85	Non–Hodgkin–Lymphome	90	69.6	–	–	–	1.9	2.8	–
C90	Plasmozytom	29	72.2	–	–	–	–	–	–
C91	Lymphatische Leukämie	38	67.5	–	–	2.0	1.9	–	–
C92	Myeloische Leukämie	42	62.0	–	1.8	2.0	1.9	–	0.9
C93–C96,D46	Sonst. Leukämien	41	71.9	–	–	–	–	–	–
C76–C80,D00–D45,D47–D48	Sonst. u. ungenau bez. Lokalisation	146	70.9	–	–	–	–	–	–
Gesamt ohne C44		2864	70.4	5.1	3.6	8.0	5.8	4.2	5.4

Tab. 16: Altersspezifische und altersstandardisierte Mortalitätsraten in der Region München 1998 für Männer

Verarbeitet wurde jeder Hinweis auf eine Krebserkrankung auf den TB (ohne die unspezifischen Angaben mit Verdacht auf). Zum Prostatakarzinom (ICO-10: C61) gab es 437 TB, das mittlere Sterbealter lag bei 78,7 Jahren. Im Alter zwischen 60 und 65 sind 35,2 Männer je 100.000 am Prostatakarzinom verstorben. Bezogen auf alle Männer sind es 39 je 100.000. Altersstandardisiert ergaben sich Raten (je 100.000) von 22,2 (Welt-standard), 39,6 (Europastandard) und 60,2 (BRD 87).

Durchschnittliche Mortalitätsrate
Altersgruppen von ... bis unter ... Jahren   Lokalisation

30–35	35–40	40–45	45–50	50–55	55–60	60–65	65–70	70–75	75–80	80–85	85 und mehr	Rohe Mort.	Welt-Standard	Europa-Standard	BRD-Standard	ICD-10
–	–	–	–	–	1.1	1.8	–	–	–	–	–	0.2	0.1	0.2	0.2	C00
–	–	–	2.4	1.1	7.9	7.0	–	3.1	5.4	6.3	–	1.8	1.2	1.6	1.9	C01–
–	–	1.3	1.2	4.6	5.7	12.3	2.2	9.4	–	12.6	–	2.2	1.6	2.1	2.3	C03–
–	–	–	–	–	–	–	–	–	5.4	12.6	–	0.3	0.1	0.2	0.5	C07–
–	–	5.1	3.7	8.0	7.9	14.1	6.7	–	10.8	–	–	3.1	2.3	3.0	3.1	C09–
–	–	–	1.2	1.1	–	1.8	2.2	–	–	–	–	0.4	0.3	0.3	0.4	C11
–	1.1	–	4.9	3.4	5.7	5.3	6.7	3.1	21.6	6.3	–	2.2	1.5	2.1	2.7	C12–
–	–	–	2.4	–	–	3.5	4.4	–	10.8	6.3	10.1	0.9	0.6	0.9	1.2	C14
–	1.1	–	6.1	4.6	20.4	22.9	17.8	22.0	48.7	12.6	40.5	6.3	4.1	6.1	7.5	C15
0.9	–	2.6	4.9	9.2	13.6	26.4	31.1	75.5	194.6	132.2	324.0	15.1	9.2	15.3	21.9	C16
–	–	–	–	–	–	–	2.2	–	5.4	6.3	–	0.3	0.2	0.3	0.4	C17
0.9	–	1.3	4.9	10.3	27.2	45.7	79.9	141.6	205.4	201.5	465.8	23.4	14.5	23.4	32.1	C18
–	–	–	1.2	4.6	10.2	31.7	31.1	50.4	75.7	56.7	162.0	9.0	5.8	9.1	12.1	C19–
–	–	1.3	3.7	4.6	13.6	33.4	42.2	50.4	97.3	63.0	111.4	10.1	6.5	10.0	13.4	C22
–	–	–	3.7	–	1.1	3.5	6.7	9.4	32.4	25.2	20.3	2.1	1.3	2.2	3.2	C23–
0.9	3.2	2.6	3.7	4.6	19.3	33.4	57.7	59.8	113.5	94.4	121.5	12.7	8.1	12.4	16.6	C25
–	–	–	–	–	–	–	2.2	12.6	16.2	12.6	10.1	1.0	0.6	1.0	1.6	C26,
–	–	–	–	–	–	–	–	3.1	–	–	–	0.1	0.1	0.1	0.1	C30–
–	–	1.3	2.4	4.6	9.1	8.8	15.5	9.4	32.4	6.3	30.4	3.6	2.3	3.5	4.3	C32
–	3.2	6.4	15.9	31.0	84.0	124.8	188.7	311.6	481.1	245.5	354.4	48.2	31.1	47.8	63.3	C33–
–	–	–	–	–	1.1	–	–	–	10.8	–	–	0.3	0.2	0.3	0.5	C37–
0.9	–	–	1.2	–	1.1	–	2.2	3.1	–	–	–	0.5	0.4	0.5	0.5	C40–
–	3.2	2.6	4.9	2.3	4.5	5.3	8.9	12.6	27.0	18.9	40.5	3.4	2.2	3.3	4.3	C43
–	–	–	–	–	–	–	4.4	3.1	10.8	12.6	40.5	1.0	0.6	1.0	1.5	C44
1.7	2.1	2.6	1.2	3.4	7.9	12.3	20.0	31.5	21.6	31.5	101.3	5.9	4.0	5.7	7.1	C45–
–	–	–	–	–	–	–	2.2	–	–	6.3	10.1	0.3	0.1	0.3	0.4	C50
–	–	–	–	–	1.1	1.8	2.2	–	–	6.3	–	0.4	0.2	0.3	0.4	C60
–	–	–	1.2	4.6	9.1	35.2	91.0	157.4	464.9	610.7	1316.3	39.0	22.2	39.6	60.2	C61
0.9	1.1	–	2.4	2.3	–	–	–	–	–	–	–	0.5	0.4	0.5	0.5	C62
–	–	1.3	1.2	3.4	17.0	24.6	44.4	37.8	70.3	56.7	111.4	8.8	5.6	8.7	11.4	C64
–	–	–	–	1.1	2.3	7.0	26.6	28.3	75.7	138.5	384.8	9.1	5.2	9.2	13.6	C67
–	–	–	1.2	–	3.4	3.5	8.9	22.0	27.0	6.3	40.5	2.4	1.6	2.5	3.4	C65–
–	–	–	–	–	–	–	–	–	–	–	–	–	–	–	–	C69
0.9	3.2	6.4	3.7	6.9	10.2	14.1	15.5	22.0	37.8	25.2	–	5.7	4.2	5.5	6.6	C47,
–	1.1	–	–	1.1	1.1	5.3	–	9.4	21.6	12.6	10.1	1.4	0.9	1.4	2.1	C73
–	–	–	–	–	–	–	–	–	–	–	10.1	0.1	0.1	0.1	0.1	C74–
0.9	–	1.3	1.2	–	–	–	–	–	–	–	10.1	0.4	0.3	0.4	0.4	C81
0.9	2.1	–	1.2	9.2	4.5	14.1	15.5	56.7	70.3	88.1	111.4	8.0	5.2	8.0	11.1	C82–
–	–	–	–	–	3.4	8.8	11.1	18.9	16.2	6.3	60.8	2.6	1.7	2.6	3.4	C90
–	1.1	–	1.2	2.3	3.4	8.8	8.9	18.9	21.6	25.2	60.8	3.4	2.4	3.5	4.5	C91
1.7	–	1.3	1.2	2.3	5.7	7.0	15.5	12.6	32.4	12.6	40.5	3.7	2.8	3.8	4.7	C92
0.9	–	1.3	–	–	5.7	7.0	11.1	22.0	37.8	25.2	70.9	3.7	2.3	3.7	5.0	C93–
0.9	–	3.9	1.2	8.0	20.4	21.1	44.4	85.0	108.1	107.0	202.5	13.0	8.1	12.8	17.4	C76–
12.1	22.4	42.4	85.5	138.8	329.1	552.1	832.3	1299.8	2400.3	2077.7	4232.5	255.6	161.4	254.1	346.2	ohne C44

Lokalisation

ICD–10		n	mittl. Sterbealter	0 — 5	5 — 10	10 — 15	15 — 20	20 — 25	25 — 30
C00	Lippe	1	83.0	–	–	–	–	–	–
C01–C02	Zunge	9	69.8	–	–	–	–	–	–
C03–C06	Mundhöhle	8	63.1	–	–	–	–	–	–
C07–C08	Speicheldrüsen	7	82.7	–	–	–	–	–	–
C09–C10	Oropharynx	7	66.9	–	–	–	–	–	–
C11	Nasopharynx	1	76.0	–	–	–	–	–	–
C12–C13	Hypopharynx	7	65.9	–	–	–	–	–	–
C14	Sonst. Teile des Mundes u. des Pharynx	7	69.1	–	–	–	–	–	–
C15	Ösophagus	31	71.5	–	–	–	–	–	–
C16	Magen	187	77.3	–	–	–	–	–	–
C17	Dünndarm	0	–	–	–	–	–	–	–
C18	Dickdarm	294	76.5	–	–	–	–	–	–
C19–C21	Mastdarm	95	78.2	–	–	–	–	–	–
C22	Leber	52	73.6	–	–	–	–	–	1.0
C23–C24	Gallenblase u. Gallenwege	52	72.7	–	1.9	–	–	–	–
C25	Pankreas	171	75.0	–	–	–	–	–	–
C26,C48	Sonst. u. n. n. bez. Verdauungsorgane	22	82.1	–	–	–	–	–	–
C30–C31	Nase, Ohr	2	59.5	–	–	–	–	–	–
C32	Larynx	7	65.3	–	–	–	–	–	–
C33–C34	Luftröhre, Bronchien u. Lunge	231	69.0	–	–	–	–	–	–
C37–C38	Thymus, Herz u. Mediastinum	2	69.5	–	–	–	–	–	–
C40–C41	Knochen u. Gelenkknorpel	2	57.0	–	–	–	–	–	–
C43	Melanom der Haut	30	73.9	–	–	–	–	–	1.0
C44	Sonst. der Haut	13	82.5	–	–	–	–	–	–
C45–C46,C49	Sonst. Bindegewebe u. Weichteilgewebe	41	64.2	1.8	–	2.1	–	1.4	–
C50	Brustdrüse	550	72.9	–	–	–	–	–	1.0
C51	Vulva	12	80.0	–	–	–	–	–	–
C52	Vagina	2	72.0	–	–	–	–	–	–
C53	Cervix uteri	41	67.8	–	–	–	–	–	1.0
C54	Corpus uteri	34	73.7	–	–	–	–	–	–
C56	Ovar	157	72.0	–	–	–	–	–	1.0
C58	Plazenta	0	–	–	–	–	–	–	–
C55,C57	Sonst. u. n. n. bez. weibl. Genitalorgane	54	77.2	–	–	–	–	–	–
C64	Niere, ausgenommen Nierenbecken	46	79.2	–	–	–	–	–	–
C67	Harnblase	54	80.7	–	–	–	–	–	–
C65–C66,C68	Sonst. u. n. n. bez. Harnorgane	12	76.4	–	–	–	–	–	–
C69	Auge	4	61.8	–	–	–	–	–	–
C47,C70–C72	Gehirn u. Nervensystem	70	70.3	–	–	–	2.0	–	–
C73	Schilddrüse	30	77.8	–	–	–	–	–	–
C74–C75	Sonst. endokrine Drüsen	2	71.5	–	–	–	–	–	–
C81	Hodgkin-Krankheit	5	54.8	–	–	–	2.0	–	–
C82–C85	Non–Hodgkin–Lymphome	77	74.9	–	–	–	–	–	–
C90	Plasmozytom	46	75.6	–	–	–	–	–	–
C91	Lymphatische Leukämie	31	75.1	–	1.9	–	–	–	–
C92	Myeloische Leukämie	33	59.8	3.6	–	–	2.0	–	–
C93–C96,D46	Sonst. Leukämien	51	77.9	–	–	–	–	–	1.0
C76–C80,D00–D45,D47–D48	Sonst. u. ungenau bez. Lokalisation	215	78.1	–	–	–	–	–	1.0
Gesamt ohne C44		2792	74.1	5.3	3.8	2.1	6.1	1.4	6.8

Tab. 17: Altersspezifische und altersstandardisierte Mortalitätsraten in der Region München 1998 für Frauen (s. Tab. 16).

Durchschnittliche Mortalitätsrate
Altersgruppen von ... bis unter ... Jahren Lokalisation

30–35	35–40	40–45	45–50	50–55	55–60	60–65	65–70	70–75	75–80	80–85	85 und mehr	Rohe Mort.	Welt-Standard	Europa-Standard	BRD-Standard	ICD-10
–	–	–	–	–	–	–	–	–	–	2.8	–	0.1	0.0	0.0	0.1	C00
–	–	–	1.2	–	1.1	1.7	3.7	1.8	–	2.8	6.9	0.8	0.4	0.5	0.6	C01–
–	–	–	–	3.5	1.1	1.7	–	1.8	5.4	–	–	0.7	0.4	0.6	0.7	C03–
–	–	–	–	–	–	–	–	1.8	8.1	–	10.4	0.6	0.2	0.3	0.5	C07–
–	–	1.3	–	–	1.1	–	1.9	3.6	2.7	2.8	–	0.6	0.3	0.4	0.5	C09–
–	–	–	–	–	–	–	–	–	2.7	–	–	0.1	0.0	0.1	0.1	C11
–	–	–	1.2	1.2	1.1	–	3.7	–	–	–	6.9	0.6	0.3	0.5	0.5	C12–
–	–	–	–	–	–	3.4	–	3.6	2.7	2.8	–	0.6	0.3	0.4	0.5	C14
–	–	–	2.4	2.3	2.3	6.8	1.9	7.2	16.2	19.4	10.4	2.6	1.1	1.7	2.4	C15
–	–	1.3	3.6	8.2	8.0	18.7	16.9	45.1	88.9	72.1	224.3	15.9	5.5	9.1	12.6	C16
–	–	–	–	–	–	–	–	–	–	–	–	–	–	–	–	C17
–	2.3	1.3	3.6	12.8	12.6	27.2	28.1	90.2	158.9	133.0	269.2	24.9	8.9	14.5	20.5	C18
–	–	–	1.2	2.3	4.6	8.5	9.4	21.7	48.5	55.4	96.6	8.1	2.7	4.5	6.5	C19–
–	1.1	–	–	3.5	1.1	6.8	7.5	16.2	26.9	27.7	31.1	4.4	1.8	2.7	3.8	C22
–	1.1	–	–	3.5	8.0	3.4	5.6	9.0	29.6	19.4	41.4	4.4	1.8	2.8	3.7	C23–
–	1.1	1.3	1.2	7.0	9.1	18.7	41.2	52.3	70.0	88.7	117.3	14.5	5.7	8.9	12.1	C25
–	–	–	–	–	–	–	3.7	3.6	5.4	19.4	31.1	1.9	0.5	0.9	1.3	C26,
–	–	–	1.2	–	–	–	1.9	–	–	–	–	0.2	0.1	0.2	0.2	C30–
–	–	–	1.2	–	2.3	–	1.9	3.6	–	–	3.5	0.6	0.3	0.4	0.5	C32
–	–	5.1	15.5	17.5	34.2	40.7	56.2	54.1	97.0	52.7	103.5	19.6	9.6	14.1	17.5	C33–
–	–	–	–	–	1.1	–	–	–	–	2.8	–	0.2	0.1	0.1	0.1	C37–
–	1.1	–	–	–	–	–	–	–	2.7	–	–	0.2	0.1	0.1	0.2	C40–
–	1.1	–	–	1.2	4.6	3.4	–	9.0	10.8	5.5	34.5	2.5	1.0	1.6	2.0	C43
–	–	–	–	1.2	–	–	–	1.8	8.1	5.5	20.7	1.1	0.3	0.6	0.8	C44
0.9	–	2.5	2.4	1.2	3.4	6.8	13.1	7.2	16.2	8.3	17.3	3.5	2.2	2.7	3.2	C45–
0.9	6.8	12.7	23.9	29.2	53.6	79.8	73.0	129.9	199.4	196.8	472.8	46.7	19.7	29.9	38.6	C50
–	–	–	–	–	2.3	–	–	1.8	2.7	5.5	20.7	1.0	0.3	0.5	0.7	C51
–	–	–	–	–	–	1.7	–	–	–	2.8	–	0.2	0.1	0.1	0.2	C52
0.9	2.3	1.3	3.6	1.2	1.1	3.4	7.5	18.0	8.1	13.9	24.2	3.5	1.7	2.3	2.9	C53
–	–	–	2.4	3.5	1.1	6.8	5.6	3.6	13.5	13.9	31.1	2.9	1.2	1.9	2.4	C54
–	–	–	4.8	5.8	21.7	23.8	35.6	37.9	75.4	55.4	89.7	13.3	5.8	8.8	11.5	C56
–	–	–	–	–	–	–	–	–	–	–	–	–	–	–	–	C58
–	–	–	–	1.2	3.4	11.9	5.6	7.2	26.9	30.5	51.8	4.6	1.7	2.7	3.8	C55,
–	–	–	–	1.2	2.3	1.7	3.7	10.8	21.6	30.5	51.8	3.9	1.2	2.0	3.0	C64
–	–	–	1.2	1.2	–	1.7	3.7	12.6	26.9	33.3	69.0	4.6	1.3	2.3	3.5	C67
–	–	–	–	–	–	5.1	–	–	5.4	13.9	6.9	1.0	0.4	0.6	0.9	C65–
–	–	–	–	2.3	–	–	1.9	–	2.7	–	–	0.3	0.2	0.3	0.3	C69
0.9	–	1.3	1.2	3.5	8.0	10.2	15.0	19.8	32.3	36.0	20.7	5.9	2.7	4.0	5.3	C47,
–	–	–	–	1.2	2.3	1.7	1.9	7.2	16.2	22.2	24.2	2.5	0.8	1.4	2.1	C73
–	–	–	–	–	–	–	1.9	–	2.7	–	–	0.2	0.1	0.1	0.2	C74–
–	–	–	–	–	1.1	1.7	1.9	1.8	–	–	–	0.4	0.4	0.4	0.5	C81
0.9	–	1.3	6.0	2.3	5.7	5.1	15.0	3.6	26.9	41.6	86.3	6.5	2.5	3.9	5.2	C82–
–	–	–	–	2.3	2.3	8.5	5.6	12.6	24.2	27.7	27.6	3.9	1.5	2.4	3.3	C90
–	–	–	1.2	1.1	3.4	–	3.7	10.8	16.2	11.1	27.6	2.6	1.1	1.6	2.2	C91
0.9	1.1	1.3	2.4	3.5	2.3	10.2	3.7	1.8	13.5	2.8	17.3	2.8	2.0	2.4	2.7	C92
–	1.1	–	1.2	1.2	2.3	1.7	7.5	7.2	13.5	41.6	55.2	4.3	1.4	2.3	3.3	C93–
0.9	–	1.3	3.6	4.7	11.4	17.0	31.8	36.1	88.9	102.6	269.2	18.2	6.2	10.2	14.1	C76–
6.6	19.3	31.6	83.5	130.8	219.1	342.9	421.3	655.0	1209.6	1197.4	2350.1	236.9	95.5	147.3	196.5	ohne C44

2.5 Krebsbedingte Sterblichkeit auf Gemeindeebene

Eine wichtige Aufgabe eines Tumorregisters ist es, die Anzahl der jährlichen Krebsneu-erkrankungen und der krebsbedingten Sterbefälle auch auf Gemeindeebene zu beobach-ten. Bisweilen wird in den Medien über sogenannte Krebsnester spekuliert, häufig in Zusammenhang mit Belastungsquellen. Ein Krebsnest wäre eine auffällig hohe Anzahl von Krebsneuerkrankungen bzw. Sterbefällen in einem klar definierten Gebiet. Weil solche Hypothesen über Jahre vielfach geprüft aber nicht bestätigt werden konnten, haben diese Aspekte heute eine niedrigere wissenschaftliche Priorität. Dies schließt aber nicht aus, kontinuierlich Daten über Krebserkrankungen auf Gemeindeebene zugänglich zu machen. Mit Tab. 18 erfolgt dies erstmalig auf der Basis der Todesbescheinigungen für die krebsbedingte Sterblichkeit in der Region München.

Für die Interpretation der beobachteten krebsbedingten Mortalität sind neben den unter 2.4 angesprochenen Einschränkungen an der Peripherie des Einzugsgebietes die zu erwartenden Sterbefälle und die mit dem Zufall zu vereinbarenden jährlichen Schwan-kungen zu beachten. Als Daumenregel zur Mortalität gilt, daß 1997 in Deutschland bei Männern/Frauen 398.317/462.072 bzw. 1,0%/1,1% Sterbefälle registriert wurden. Davon waren 107.600/102.453 oder 27,0%/22,2% aller Sterbefälle krebsbedingt. Mit anderen Worten: Bei je 10.000 Männern (Frauen) ist jährlich mit 26,9 (24,4) krebsbedingten Sterbefällen zu rechnen.

In Tab. 18 sind für alle Städte und Gemeinden des Einzugsgebietes die Einwohnerzahlen von 1995 und die beobachteten und erwarteten krebsbedingten Sterbefälle für Männer und Frauen zusammengestellt. In einer Gemeinde mit 1.000 Einwohnern werden damit ca. 2,6 Sterbefälle erwartet. Jährliche Schwankungen zwischen 0 und 9 Sterbefällen sind noch mit dem Zufall vereinbar. Bei 5.000 bzw. 10.000 Einwohnern werden 13 bzw. 26 Sterbefälle und jährliche Schwankungen zwischen 6 und 25 bzw. 15 und 41 erwartet. Deshalb sind die jährliche Aufarbeitung der Daten, der Aufbau von Zeitreihen und die Zusammenfassung mehrerer Jahre eine notwendige Voraussetzung für eine tragfähige Interpretation. Damit lassen sich dann auch Aussagen zur kleinräumigen Mortalität der zwei, drei häufigsten Krebserkrankungen gewinnen.

Die krebsbedingte Mortalität der Gesamtregion liegt unter dem Bundesdurchschnitt. Damit ergibt sich auch auf Gemeindeebene das gleiche Bild. Von den insgesamt 155 Gemeinde-bzw. Verwaltungsgemeinschaften liegen 80% im Schwankungsbereich. 26 Gemeinden zeigen auffällig niedrige Zahlen, 5 Gemeinden eine auffällig erhöhte Mortalität, was bei 155 Gemeinden rein zufällig zu erwarten ist. Die erstmalige Zusammenstellung der krebsbedingten Sterbefälle zeigt also keine besorgniserregenden Ergebnisse, auch wenn 5-10% der Todesbescheinigungen aufgrund der Archivierung in dem für den Sterbeort zuständigen Gesundheitsamt nicht zugänglich wurden. Auffälligkeiten sind durch die Bearbeitung weiterer Jahrgänge und durch die Einbeziehung aller Sterbefälle abzuklären.

Neben der Sterblichkeit ist die Qualität der Versorgung der Patienten einer Gemeinde von besonderem Interesse. Beantwortbar wird diese Frage, wenn zum einen die Krankheits-befunde und das behandelnde Krankenhaus bekannt sind. Diese Daten werden durch die ärztliche Dokumentation verfügbar. Zum anderen muß bekannt sein, ob der Patient noch in der Gemeinde lebt oder umgezogen ist. Das ist der wichtige und einfache Beitrag der Gemeinde auf der Basis der Einwohnermeldeverzeichnisse. Mit diesen Daten werden dann die Behandlungsergebnisse des wohnortnahen Krankenhauses auswertbar (s. Abb. 45-49).

Tab. 18				Mortalität 1998			
		Einw.	beobachtet			erwartet	beobachtet / erwartet
GKZ	Wohnort	gesamt	männl.	weibl.	gesamt	gesamt	
162	München	1236370	1562	1564	3126	3166	0.99
174	Ldkr. Dachau	122144	145	165	310	313	0.99
174111	Altomünster, M	6488	10	6	16	17	0.96
174113	Bergkirchen	6160	7	6	13	16	0.82
174115	Dachau, GKSt	36454	49	71	120	93	1.29
174118	Erdweg	4882	6	3	9	13	0.72
174121	Haimhausen	4334	3	6	9	11	0.81
174122	Hebertshausen	4671	5	7	12	12	1.00
174126	Karlsfeld	16935	16	25	41	43	0.94
174131	Markt Indersdorf, M	8744	7	7	14	22	0.62
174135	Odelzhausen	3909	7	0	7	10	0.70
174136	Petershausen	5509	8	3	11	14	0.78
174137	Pfaffenhofen a.d.Glonn	1519	1	1	2	4	0.51
174141	Röhrmoos	5809	10	7	17	15	1.14
174143	Schwabhausen	5238	6	3	9	13	0.67
174146	Sulzemoos	2133	1	3	4	5	0.73
174147	Hilgertshausen-Tandern	2873	4	1	5	7	0.68
174150	Vierkirchen	3556	2	5	7	9	0.77
174151	Weichs	2930	3	11	14	8	1.86
175	Ldkr. Ebersberg	110169	114	99	213	282	0.76
175111	Anzing	3296	1	2	3	8	0.35
175112	Aßling	3755	3	0	3	10	0.31
175113	Baiern	1240	0	2	2	3	0.63
175114	Bruck	940	3	0	3	2	1.24
175115	Ebersberg, St	10413	10	8	18	27	0.68
175116	Egmating	1487	1	3	4	4	1.05
175118	Forstinning	2937	1	1	2	8	0.27
175119	Frauenneuharting	1284	1	1	2	3	0.61
175121	Glonn, M	4055	10	10	20	10	1.93
175122	Grafing b.München, St	11704	15	11	26	30	0.87
175123	Hohenlinden	2463	3	2	5	6	0.79
175124	Kirchseeon, M	8365	11	9	20	21	0.93
175127	Markt Schwaben, M	9708	16	8	24	25	0.96
175128	Moosach	1194	1	1	2	3	0.65
175131	Oberpframmern	1805	1	2	3	5	0.65
175132	Vaterstetten	19649	25	23	48	50	0.95
175133	Pliening	3897	4	3	7	10	0.70
175135	Poing	9513	3	4	7	24	0.29
175136	Emmering	1278	0	2	2	3	0.61
175137	Steinhöring	3346	0	1	1	9	0.12
175139	Zorneding	7840	5	6	11	20	0.55
177	Ldkr. Erding	104509	97	106	203	268	0.76
177112	Berglern	1660	0	2	2	4	0.47
177113	Bockhorn	2956	0	3	3	8	0.40
177114	Buch a.Buchrain	1193	2	1	3	3	0.98
177115	Dorfen, St	11707	17	14	31	30	1.03
177116	Eitting	1866	4	2	6	5	1.25
177117	Erding, St	27695	28	34	62	71	0.87
177118	Finsing	3225	2	1	3	8	0.36
177119	Forstern	2328	0	0	0	6	0.00
177120	Fraunberg	2929	4	5	9	8	1.20
177121	Hohenpolding	1167	0	0	0	3	0.00

36

Tab. 18				Mortalität 1998			
		Einw.	beobachtet			erwartet	beobachtet / erwartet
GKZ	Wohnort	gesamt	männl.	weibl.	gesamt	gesamt	
177122	Inning a.Holz	1265	1	2	3	3	0.92
177123	Isen, M	4888	3	4	7	13	0.56
177124	Kirchberg	783	2	0	2	2	0.99
177126	Langenpreising	2305	1	1	2	6	0.34
177127	Lengdorf	2221	1	1	2	6	0.35
177130	Moosinning	4178	6	5	11	11	1.02
177131	Neuching	1960	1	2	3	5	0.60
177133	Oberding	4078	4	2	6	10	0.57
177134	Ottenhofen	1453	1	1	2	4	0.54
177135	Pastetten	2062	0	1	1	5	0.19
177137	Sankt Wolfgang	3587	3	6	9	9	0.98
177138	Steinkirchen	1160	0	1	1	3	0.34
177139	Taufkirchen (Vils)	8196	5	8	13	21	0.62
177142	Walpertskirchen	1619	2	2	4	4	0.96
177143	Wartenberg, M	4142	2	2	4	11	0.38
177144	Wörth	3886	8	6	14	10	1.40
178	Ldkr. Freising	141022	123	103	226	362	0.62
178113	Allershausen	4556	5	2	7	12	0.60
178115	Attenkirchen	2154	0	3	3	6	0.54
178116	Au i.d.Hallertau, M	4965	4	4	8	13	0.63
178120	Eching	11204	9	6	15	29	0.52
178122	Rudelzhausen	2800	4	0	4	7	0.56
178123	Fahrenzhausen	3584	2	4	6	9	0.65
178124	Freising, GKSt	38674	51	43	94	99	0.95
178125	Gammelsdorf	1373	1	0	1	4	0.28
178129	Haag a.d.Amper	2718	1	3	4	7	0.57
178130	Hallbergmoos	6141	2	3	5	16	0.32
178132	Hörgertshausen	1764	1	0	1	5	0.22
178133	Hohenkammer	2060	1	0	1	5	0.19
178136	Kirchdorf a.d.Amper	2237	1	0	1	6	0.17
178137	Kranzberg	3473	2	0	2	9	0.22
178138	Langenbach	3300	0	2	2	8	0.24
178140	Marzling	2418	1	1	2	6	0.32
178142	Mauern	2292	4	1	5	6	0.85
178143	Moosburg a.d.Isar, St	16273	16	11	27	42	0.65
178144	Nandlstadt, M	4390	2	9	11	11	0.98
178145	Neufahrn b.Freising	15836	9	6	15	41	0.37
178150	Paunzhausen	1350	2	0	2	3	0.58
178155	Wang	1687	1	3	4	4	0.92
178156	Wolfersdorf	2021	0	0	0	5	0.00
178157	Zolling	3752	4	2	6	10	0.62
179	Ldkr. Fürstenfeldbruck	186235	224	189	413	477	0.87
179111	Adelshofen	1227	2	2	4	3	1.27
179113	Alling	3000	2	3	5	8	0.65
179114	Althegnenberg	1627	3	2	5	4	1.20
179117	Egenhofen	2749	3	2	5	7	0.71
179118	Eichenau	10715	12	10	22	27	0.80
179119	Emmering	6224	4	10	14	16	0.88
179121	Fürstenfeldbruck, St	32032	45	36	81	82	0.99
179123	Germering, St	35751	50	43	93	92	1.02
179125	Grafrath	3274	6	1	7	8	0.83
179126	Gröbenzell	18418	23	18	41	47	0.87

Tab. 18				Mortalität 1998			
		Einw.	beobachtet			erwartet	beobachtet / erwartet
GKZ	Wohnort	gesamt	männl.	weibl.	gesamt	gesamt	
179128	Hattenhofen	1326	2	1	3	3	0.88
179130	Jesenwang	1297	4	5	9	3	2.71
179131	Kottgeisering	1497	0	1	1	4	0.26
179132	Landsberied	1031	0	0	0	3	0.00
179134	Maisach	11204	7	12	19	29	0.66
179136	Mammendorf	3438	3	1	4	9	0.45
179137	Mittelstetten	1442	1	0	1	4	0.27
179138	Moorenweis	3167	2	2	4	8	0.49
179140	Oberschweinbach	1192	1	2	3	3	0.98
179142	Olching	21680	30	22	52	56	0.94
179145	Puchheim	19370	17	13	30	50	0.60
179147	Schöngeising	1693	3	1	4	4	0.92
179149	Türkenfeld	2881	4	2	6	7	0.81
184	München Land	279007	295	320	615	715	0.86
184112	Aschheim	5128	4	1	5	13	0.38
184113	Baierbrunn	2539	1	6	7	7	1.08
184114	Brunnthal	3649	5	3	8	9	0.85
184118	Feldkirchen	3840	7	4	11	10	1.11
184119	Garching b.München, St	15055	9	9	18	39	0.46
184120	Gräfelfing	13149	16	25	41	34	1.22
184121	Grasbrunn	4665	5	3	8	12	0.67
184122	Grünwald	9986	9	22	31	25	1.22
184123	Haar	16591	18	13	31	42	0.73
184127	Höhenkirchen-Sieg.	7864	2	4	6	20	0.30
184129	Hohenbrunn	6735	4	9	13	17	0.75
184130	Ismaning	13500	12	13	25	35	0.72
184131	Kirchheim b.München	12555	10	9	19	32	0.59
184132	Neuried	6079	4	3	7	16	0.45
184134	Oberhaching	10840	14	8	22	28	0.79
184135	Oberschleißheim	10418	10	7	17	27	0.64
184136	Ottobrunn	18528	29	30	59	47	1.24
184137	Aying	3505	5	2	7	9	0.78
184138	Planegg	10317	15	17	32	26	1.21
184139	Pullach i.Isartal	8572	5	20	25	22	1.14
184140	Putzbrunn	4934	4	6	10	13	0.79
184141	Sauerlach	5524	10	5	15	14	1.06
184142	Schäftlarn	5083	9	6	15	13	1.15
184144	Straßlach-Dingharting	2503	4	0	4	6	0.62
184145	Taufkirchen	16191	15	17	32	41	0.77
184146	Neubiberg	10112	9	18	27	26	1.03
184147	Unterföhring	6805	3	7	10	17	0.57
184148	Unterhaching	19446	27	29	56	50	1.12
184149	Unterschleißheim	24894	30	24	54	64	0.85
188	Ldkr. Starnberg	119523	175	147	322	306	1.05
188113	Berg	7313	18	12	30	19	1.60
188117	Andechs	2993	4	5	9	8	1.17
188118	Feldafing	4025	8	5	13	10	1.26
188120	Gauting	18652	27	25	52	48	1.09
188121	Gilching	15056	19	15	34	39	0.88
188124	Herrsching a.Ammersee	8931	14	11	25	23	1.10
188126	Inning a.Ammersee	3754	7	5	12	10	1.25
188127	Krailling	7284	8	9	17	19	0.91

38

Tab. 18		Einw.		Mortalität 1998				$\frac{\text{beobachtet}}{\text{erwartet}}$
			beobachtet			erwartet	
GKZ	Wohnort	gesamt	männl.	weibl.	gesamt	gesamt	
188132	Seefeld	6470	7	4	11	17	0.66
188137	Pöcking	5543	2	4	6	14	0.42
188139	Starnberg, St	21340	28	33	61	55	1.12
188141	Tutzing	9205	16	12	28	23	1.19
188144	Weßling	4687	9	3	12	12	1.00
188145	Wörthsee	4270	8	4	12	11	1.10
Gesamte Region		2298979	2735	2693	5428	5890	0.92

Tab. 18: Krebssterbefälle auf Gemeindeebene

Germering im Ldkr. Fürstenfeldbruck hatte 1995 35.751 Einwohner. 1998 sind 50 krebsbedingte Sterbefälle bei Männern und 43 bei Frauen, insgesamt 93, beobachtet worden. Erwartet werden aufgrund der amtlichen Statistik für Deutschland zusammen 92 Krebssterbefälle. Das Verhältnis beobachtet/erwartet beträgt damit 1,02 (weitere Erläuterungen über Auffälligkeiten und über zu erwartende jährliche Schwankungen s. Text).

2.6 Krankheitsverlauf

Jeder Arzt hat ein mehr oder weniger präzises Wissen zur Prognose seines Patienten. Zur Absicherung und Auffrischung dieses Wissens sind die folgenden Tabellen gedacht. Auch wenn der Krankheitsverlauf eines Krebspatienten prinzipiell nicht vorhersagbar, also ein Zufallsprozeß ist, so liefert die Statistik hinreichend Daten, um diese Unsicherheit zu beschreiben und einzugrenzen. Aus den Patientenkontakten und den Daten zum Krankheitsverlauf läßt sich ableiten, daß die Patientenbetreuung von folgendem Hintergrundwissen getragen werden sollte.

1. Die moderne Tumorschmerztherapie sichert für 95% der schicksalhaften Krankheitsverläufe eine adäquate Lebensqualität. Die Angst der Bevölkerung wird durch Formulierungen wie "nach schwerem langem Leiden" zum Ausdruck gebracht und ist durch valide Informationen abzubauen. Für krebsbedingte Sterbefälle beträgt beim Mammakarzinom nach einem M0-Befund die tumorfreie Zeit im Median 2,7 Jahre (25% der Patientinnen sind mehr als 5 Jahre tumorfrei), die Überlebenszeit nach Metastasierung beträgt im Median 2,5 Jahre. Für die Phase der Pflegebedürftigkeit ab einem Karnofsky-Index von 40% wurden 6 Wochen ermittelt (s. Abb. 21).

2. Die Lebenserwartung eines Patienten in der Normalbevölkerung ist bekannt. In Tab. 19 sind Basisdaten zusammengestellt.

3. Krankheitsspezifische Prognosen können für ausgewählte Tumorerkrankungen der Tab. 20 entnommen werden. Die Kenntnis der Überlebensrate in der Normalbevölkerung und der relativen, tumorspezifischen Überlebensrate für den individuellen Patienten ist eine Basis für das Patientengespräch. Eine weitergehende Differenzierung mit Hilfe der prognoserelevanten TNM-Klassifikation ist im Schwerpunkt Kolorektales Karzinom in Kapitel 3 beispielhaft dargelegt.

Sehr einfaches Wissen ist also eine Grundlage für die adäquate Patientenführung und für die Information der Angehörigen. Es verpflichtet z.B. bei pTis-Tumoren die Krebsdiagnose zu relativieren und an die Mitwirkung des Patienten durch Wahrnehmung von Diagnostikangeboten zu appellieren. Es ist bedrückend, daß sich die Lebensqualität von

Patientinnen mit pTis-Mammakarzinom, die eine normale Lebenserwartung haben, nicht von der Lebensqualität der Patientinnen mit prognostisch ungünstigeren Stadien unterscheidet.

Auch wenn der schwarze Hautkrebs der bedrohlichste aller Hautkrebse ist, so steht er doch mit einer relativen Überlebensrate von 84% nach dem Hodentumor mit ca. 93% an zweiter Stelle. Maligne Melanome unter 1 mm Dicke haben eine zur Normalbevölkerung vergleichbare Überlebensrate.

Alter	Sterbefälle	Männer Überlebensraten			Lebens-
	pro 1000	2 Jahre	5 Jahre	10 Jahre	erwartung
Jahre	n	%	%	%	Jahre
40	2	99.5	98.7	96.7	35.7
50	5	98.9	96.8	91.9	26.7
60	14	97.1	91.7	79.9	18.5
65	23	95.3	87.1	70.1	14.9
70	35	92.8	80.5	56.9	11.8
75	56	88.6	70.8	39.9	9.0
80	89	82.1	56.4	22.4	6.6
85	141	72.6	39.8	11.0	4.9

Alter	Sterbefälle	Frauen Überlebensraten			Lebens-
	pro 1000	2 Jahre	5 Jahre	10 Jahre	erwartung
Jahre	n	%	%	%	Jahre
40	1	99.8	99.3	98.2	41.2
50	3	99.4	98.3	96.0	31.8
60	6	98.7	96.2	90.2	22.9
65	10	97.8	93.8	83.8	18.7
70	17	96.4	89.3	73.0	14.8
75	31	93.5	81.7	56.0	11.2
80	56	88.3	68.5	34.0	8.1
85	104	79.2	49.6	16.0	5.6

Tab. 19: Lebenserwartung in der Normalbevölkerung (Auszug aus der Sterbetafel der BRD 1994/95 [SBJ])

Von 1.000 70-jährigen Männern sterben 35 im 70. Lebensjahr. 56,9% werden 80 Jahre alt. Die mittlere Lebenserwartung beträgt im Alter von 70 Jahren 11,8 Jahre. Gerade bei prognostisch günstigem Stadium von Krebserkrankungen ist im fortgeschrittenen Alter die Relation zur Normalbevölkerung zu beachten. Ein 70-jähriger verstirbt innerhalb von 5 Jahren eher nicht krebsbedingt als z.B. nach der Diagnosestellung an einem Malignen Melanom (s. Tab. 20 und Abb. 25/26).

Tab. 20 Lokalisation	Pat. n S1	Alter 10% Jahre S2	Alter Median Jahre S3	Alter 90% Jahre S4	männl. % S5	10 J. rel. Surv. % S6	mittl. Lebenserw. Jahre S7	M1 % S8	Zeit bis 1. Progr. Median Monate S9	Zeit bis 1. Progr. 90% Monate S10
Lippe	147	44	62	78	84	67	18	1	18	184
Zunge	715	43	55	73	73	36	22	2	13	65
Mundhöhle	1064	43	56	74	77	37	21	2	13	77
Speicheldrüsen	269	37	64	82	44	65	20	6	22	70
Oropharynx	847	44	55	71	79	30	22	2	11	60
Nasopharynx	196	37	55	73	70	36	24	1	16	48
Hypopharynx	668	43	54	69	89	20	22	4	10	45
Nasen u. NNH-Tu.	229	45	61	79	63	35	19	2	16	79
äusseres Ohr	105	53	75	88	71	81	11	1	20	92
Ösophagus	861	46	59	75	84	14	19	18	11	38
Magen	3332	49	67	81	57	34	16	22	13	54
Dünndarm	76	46	62	76	43	32	20	25	8	38
Dickdarm	6486	51	68	83	49	54	15	21	15	53
Mastdarm	4212	49	65	80	56	48	17	14	17	59
Anus u. Analkanal	378	47	67	82	28	52	17	6	10	53
Leber	369	45	63	75	71	0	19	14	12	29
Galle	516	51	67	80	38	14	16	24	11	36
Pankreas	1068	50	65	77	55	7	17	36	9	32
Larynx	1420	46	60	76	92	56	18	2	19	80
Lunge	7341	49	63	75	77	14	17	26	10	35
Pleuramesotheliom	66	46	58	72	82	2	20	11	12	26
malignes Thymom	47	24	48	68	47	32	32	4	8	70
Knochen	136	12	30	67	61	55	42	8	16	72
Weichteilsarkom	1545	22	56	77	41	44	27	11	14	72
Melanom	6067	33	55	75	47	84	26	3	20	86
Basaliom der Haut	222	52	73	86	52	95	13	0	39	180
sonst. der Haut	402	54	73	86	66	55	12	1	14	71
Mamma	14202	41	57	76	<1	67	25	5	34	117
Cervix uteri	3214	35	54	76	0	58	27	3	17	122
Corpus uteri	3633	53	67	80	0	78	17	5	18	81
Vulva	472	50	73	84	0	58	15	2	11	76
Vagina	183	49	65	82	0	49	19	4	10	61
Ovar	2753	42	60	77	0	38	23	15	16	67
Penis	91	46	62	81	100	66	17	1	8	91
Prostata	7479	58	69	80	100	69	12	9	36	106
Hoden	1363	23	32	46	100	93	40	12	10	49
Niere	3368	46	62	77	62	62	19	14	27	107
Nierenbecken	222	51	68	82	51	60	15	10	10	24
Harnleiter	122	55	70	82	55	49	13	4	19	35
Harnblase	4428	52	69	83	72	72	14	2	13	78
Harnröhre	33	46	69	81	46	52	16	0	7	22
ZNS	776	17	50	68	55	17	32	1	29	97
Schilddrüse	1352	32	55	76	27	77	27	10	30	130
M. Hodgkin	857	17	32	61	54	75	42	0	14	78
Non-Hodgkin-L.	2809	35	60	78	55	51	22	0	17	74
Plasmozytom	480	46	62	76	50	25	19	1	16	83
Leukämie	1122	4	41	72	54	31	39	0	23	75
Augenkarzinom	56	55	73	81	54	72	13	2	11	85
Augenmelanom	585	41	62	76	46	68	21	1	26	78

Progressionen nach M0-Befund   Tab. 20

Zeit Progr. bis Tod Median Monate	n	lokoreg. %	Progr. %	Lunge %	Leber %	Skelett %	Fern-Lk. %	ZNS %	sonst. %	Lokalisation
S11	S12	S13	S14	S15	S16	S17	S18	S19	S20	
11	50	88	8	2	0	0	2	0	2	Lippe
5	211	70	13	8	2	4	0	1	5	Zunge
7	336	73	14	5	0	1	3	0	6	Mundhöhle
12	86	61	11	13	0	3	0	8	9	Speicheldrüsen
7	230	71	11	9	0	4	1	0	6	Oropharynx
10	63	51	10	15	3	15	5	5	7	Nasopharynx
5	203	61	14	14	2	5	2	2	6	Hypopharynx
9	83	71	12	6	4	2	1	5	2	Nasen u. NNH-Tu.
13	28	79	11	0	4	4	0	0	7	äusseres Ohr
5	181	43	24	13	5	9	6	0	7	Ösophagus
4	643	40	10	4	17	5	6	1	29	Magen
24	16	13	19	14	28	7	14	0	21	Dünndarm
11	1039	32	5	11	37	3	5	2	21	Dickdarm
14	1203	52	5	13	24	3	3	1	8	Mastdarm
15	110	67	13	4	3	3	6	1	8	Anus u. Analkanal
5	76	15	49	7	3	8	1	3	17	Leber
4	117	45	23	4	18	4	4	0	12	Galle
4	198	35	22	5	20	3	3	1	20	Pankreas
8	336	69	13	11	1	2	1	0	6	Larynx
5	1654	33	16	10	6	16	3	17	9	Lunge
7	23	39	26	4	4	17	0	0	9	Pleuramesotheliom
11	16	25	38	15	15	0	15	0	23	malignes Thymom
16	54	33	19	42	2	6	0	0	8	Knochen
12	610	56	15	15	6	4	2	1	9	Weichteilsarkom
11	1118	57	1	12	5	3	6	7	22	Melanom
60	83	87	11	0	0	1	1	0	0	Basaliom der Haut
18	129	81	8	2	1	0	0	0	9	sonst. der Haut
22	4045	37	4	17	7	35	5	3	9	Mamma
8	735	56	12	11	4	7	11	0	8	Cervix uteri
9	463	53	8	13	7	5	8	0	15	Corpus uteri
5	153	75	12	4	2	2	2	1	7	Vulva
8	56	70	14	2	5	2	7	0	2	Vagina
9	789	34	20	8	12	2	6	1	31	Ovar
8	38	82	3	3	0	3	8	0	5	Penis
21	1588	62	16	1	1	19	2	0	1	Prostata
13	135	36	7	30	5	5	15	6	7	Hoden
11	456	15	6	33	8	24	6	9	19	Niere
7	43	56	16	3	5	10	5	0	8	Nierenbecken
8	36	50	14	9	6	9	9	0	9	Harnleiter
20	1807	86	7	2	1	3	1	1	2	Harnblase
23	12	50	17	8	0	25	8	0	0	Harnröhre
13	205	67	30	1	0	1	0	1	1	ZNS
13	196	59	10	15	2	11	2	3	4	Schilddrüse
17	248	27	69	0	0	1	2	0	1	M. Hodgkin
16	976	7	91	0	0	0	1	1	1	Non-Hodgkin-L.
14	276	2	95	0	0	3	0	0	0	Plasmozytom
8	309	8	90	0	0	0	0	1	1	Leukämie
8	19	84	5	0	0	0	0	0	11	Augenkarzinom
2	114	19	40	11	30	6	3	5	11	Augenmelanom

Tab. 20: Befund- und Verlaufscharakteristika häufiger Krebserkrankungen (Seite 40/41)

Diese Tabelle ermöglicht einen schnellen Überblick zur Einordnung von Befunden und Krankheitsverläufen und deren Prognose. Dabei ist zu beachten, daß die aus dem TRM abgeleiteten Daten von 88384 Patienten aus allen Gemeinden mit gutem Follow-up das tatsächliche Erkrankungsalter (*S2-4*) wegen des fehlenden Bevölkerungsbezugs noch etwas unterschätzen. Das relative Survival wird dagegen insbesondere bei den Erkrankungen mit Untererfassung etwas überschätzt, weil z.B. die operablen Erkrankungen überrepräsentiert sind.

Dickdarm: Von 6.486 Patienten (*S1*) waren 50% jünger als 68 Jahre (*S3*), 49% waren Männer (*S5*). Insgesamt betrug das relative Survival nach 10 Jahren 54% (*S6*, s. Abb. 43). Die mittlere Lebenserwartung für Geheilte beträgt 15 Jahre (*S7*). 21% der Patienten waren bei Diagnose im M1-Stadium. Für primär metastasenfreie Patienten betrug die mediane tumorfreie Zeit 15 Monate (*S9*), 90% der Progressionen wurden innerhalb von 53 Monaten (*S10*) nach Diagnosestellung beobachtet. Ab Progression leben 50% der Patienten länger als 11 Monate. Diese Schätzungen beruhen auf 1.039 primär tumorfreien und dann progredienten Verläufen und 1.360 M1-Stadien (zusammen ca. 80% der zu erwartenden Progressionen). Bei den primären M0-Befunden sind bei Progressionen 32% lokoregionäre Progressionen (*S13*) und 37% Lebermetastasen (*S16*) zu erwarten (siehe auch Beispiele zur Handhabung der komplexen Tabelle).

S1: Anzahl der Patienten (mit gutem Follow-up)

S2 bis *S4*: 10%, 50% (Median) und 90% der Patienten sind bei Diagnosestellung jünger als das angegebene Alter (etwas unterschätzt wegen Untererfassung im fortgeschrittenen Alter).

S5: Prozentualer Anteil der Männer an den Neuerkrankungen.

S6: Relatives 10-Jahres Survival (s. auch Glossar). Diese Rate beschreibt den Anteil der geheilten Patienten, der eine zur Normalbevölkerung vergleichbare Lebenserwartung hat (s. Tab. 19 und Spalte *S7*). Dies kann z.T. nach einem tumorfreien Intervall von 4 oder 5 Jahren (Hoden-, Lungenca.) erreicht sein, z.T. besteht aber noch nach 10 Jahren ein erhöhtes Risiko für eine tumorbedingte Sterblichkeit (Mammaca., Plasmozytom).

S7: Mittlere Lebenserwartung (in Jahren) ab Zeitpunkt der Diagnosestellung für geheilte Patienten entsprechend der Alters- und Geschlechtszusammensetzung der Kohorte (*S2* bis *S5*). Im Alter zwischen 55 und 70 Jahren haben Frauen eine um ca. 4 Jahre längere Lebenserwartung als Männer (s. Tab. 19), was abhängig vom Geschlechtsanteil (*S5*) zu berücksichtigen ist.

S8: Prozentualer Anteil von Patienten (*S1*), bei denen bereits zum Zeitpunkt der Diagnosestellung des Tumors eine Fernmetastasierung erkannt wurde (M1-Befund). In der Regel ist ein solcher Befund mit einer ungünstigen Prognose verbunden (Ausnahme: u.a. Hodentumor).

S9 bis *S10*: Zeit (in Monaten) bis zur 1. Progression nach einem M0-Befund. Bei 50% bzw. 90% der progredienten Patienten (s. *S12 - S20*) wird die Progression bis zu dem jeweils angegebenen Monat ab Diagnosezeitpunkt festgestellt.

S11: Zeit (in Monaten) von der 1. Progression (ggf. auch ab M1) bis zum Tod. 50% der progredienten Patienten sind bis zu dem jeweils angegebenen Monat ab Auftreten der 1. Progression verstorben.

S12: Anzahl der primär metastasenfreien Patienten (M0-Befund), bei denen im Krankheitsverlauf eine Progression (lokoregionäres Rezidiv, nicht näher spezifizierte Progression, Fernmetastasierung) dokumentiert wurde. Die Summe von *S11* und *S12* ergibt u.a. wegen Untererfassung der Ereignisse im Verlauf und zu kurzer Beobachtungszeit nicht die Zahl der krebsbedingten Sterbefälle.

S13 bis *S20*: Verteilung der Progressionen, die nach einem M0-Befund als erstes Ereignis im Krankheitsverlauf bei den Patienten (*S12*) aufgetreten sind. Wegen multipler Befunde ergeben sich zusammen über 100%. In der Kategorie "sonst. Lokalisation" ist insbesondere bei gastrointestinalen Tumoren als regionäre Progression die Peritonealkarzinose enthalten.

Die folgenden Beispiele sollen die Handhabung von Tab. 20 etwas erläutern. Insbesondere für die Prognose sollten zusätzlich die bekannten Faktoren und die stadienspezifischen Überlebensraten berücksichtigt werden, deren Bedeutung für das kolorektale Karzinom in Kapitel 3 dargelegt wird.

Frage: Wie alt wird (im Mittel) ein Mann, der im Alter von 69 Jahren an einem Prostatakarzinom erkrankt war und nach genügend langer Beobachtungszeit als geheilt zu betrachten ist?

Antwort: Das mediane Alter zum Zeitpunkt der Diagnosestellung eines Prostatakarzinoms beträgt ca. 69 Jahre (*S3*), hinzuaddiert die mittlere Lebenserwartung für diese Kohorte von 12 Jahren (*S7*), ergibt ein erwartetes Sterbealter von 81 Jahren.

Frage: Wie alt wird ungefähr ein 69 Jahre alter Patient mit einem Prostataca., bei dem eine Progression diagnostiziert wurde?

Antwort: Die mediane Zeit bis zur ersten Progression beträgt beim Prostatakarzinom 36 Monate (*S9*) oder 3 Jahre und von der ersten Progression bis zum Tod 21 Monate (*S11*) oder 1,75 Jahre, somit erreicht der Patient ein Lebensalter von knapp 74 Jahren.

Frage: Wie hoch ist der Prozentsatz der Frauen, der nach einem Mammaca. im Krankheitsverlauf progredient wird und tumorbedingt verstirbt?

Antwort: Das relative Survival nach 10 Jahren für Frauen mit einem Mammaca. beträgt 67% (*S6*), d.h. umgekehrt, daß 33% der Mammakarzinom-Patientinnen innerhalb von 10 Jahren tumorbedingt versterben.

*Frage: Wie hoch ist der Prozentsatz der Frauen **insgesamt**, bei dem nach einem Mammaca. als erstes Progressionsereignis im Verlauf ein lokoregionäres Rezidiv festgestellt wird?*

Antwort: Der Anteil der Frauen mit Mammaca., bei denen als erste Progression ein lokoregionäres Rezidiv diagnostiziert wird, beträgt bezogen auf alle progredienten Patientinnen 45% (*S13*). Da sich jedoch die Rate von Patientinnen, die innerhalb von 10 Jahren überhaupt ein Rezidiv entwickelt, auf 33% beläuft (s. vorige Frage/Antwort), werden fast 15% (100 x 0.45 x 0.33) von allen an einem Mammaca. erkrankten Frauen als erstes Ereignis ein lokoregionäres Rezidiv erleiden.

Frage: Wie häufig sind bei Mammakarzinom-Patientinnen prozentual Skelettmetastasen als erste Manifestation eines Rezidivs bezogen auf alle Fernmetastasen?

Antwort: Nimmt man beim Mammakarzinom die Summe aller Prozentangaben für die Metastasenlokalisationen (*S15* bis *S20*: 17 + 7 + 35 + 5 + 3 + 9 = 76) als 100% an, ergibt sich, daß das Skelett (*S17*) als erste Lokalisation einer Fernmetastasierung bei fast jeder zweiten Frau (100 x 35 / 76 = 46%) betroffen ist.

2.7 Patienten wollen mitwirken

Eine moderne Krebsregistrierung kann auf die Mitwirkung der Patienten nicht verzichten. Zum einen möchten Patienten ihre Probleme ansprechen, zum Teil auch ihre Dankbarkeit zum Ausdruck bringen. Zum anderen sollten Kliniken die mit ihren Therapiestrategien erreichte Lebensqualität ihrer Patienten stärker im Versorgungsalltag berücksichtigen. Beides ist überzeugend durch die Patienten in der Feldstudie München belegt worden. Die Feldstudie ist eines von acht Modellprojekten, die vom Bundesgesundheitsministerium gefördert werden. Die Qualität der Versorgung soll modellhaft für Mamma- und Rektumkarzinom belegt, unterstützt und gegebenenfalls verbessert werden. Ein wichtiger Teil dieses Modellprojektes ist die regelmäßige Befragung der Patienten u.a. zur Betreuung, zur Versorgung und zur Lebensqualität.

Etwa 80% der Patienten, für die eine Einverständniserklärung für eine Befragung vorlag, haben schon mehrfach 10-seitige Fragebögen beantwortet. Anerkennung und Dank schulden wir den Patienten. Zugleich verpflichtet die überzeugende Demonstration der Mitwirkungsbereitschaft, sich für die Finanzierung entsprechender systematischer Erhebungen zur Lebensqualität bei relevanten Tumorerkrankungen einzusetzen. Je ein Ergebnis der Befragung zum Mamma- und Rektumkarzinom ist in den Abb. 22 und 23 zusammengestellt. Zusätzlich wird die ärztliche Einschätzung des zeitlichen Verlaufs der Lebensqualität im letzten Lebensjahr von Brustkrebs-Patientinnen beschrieben (Abb. 21). Diese Beurteilung sollte zumindest die gängige Aussage "nach langer schwerer Krankheit" ergänzen, wenn 5 und mehr Jahre beschwerdefreies Leben möglich ist.

Nicht nur das Interesse der Patienten sollte deren Mitwirkung zur Selbstverständlichkeit werden lassen. Gerade wenn der Qualität der Versorgung ein großes Gewicht gegeben wird, reicht die Betreuungs- und Hotelqualität eines Krankenhauses nicht aus. Die Größenordnung der Nebenwirkungen, der zeitliche Verlauf der Erkrankung und die manifesten Folgezustände mit ihren Auswirkungen auf die Lebensqualität sind ein essentieller Aspekt, den die Kliniken zur Kenntnis nehmen sollten. Die dafür erforderlichen kommunikations- und informationstechnischen Probleme sind zu lösen und die ermittelten Ergebnisse vorzulegen. Anzumerken ist, daß Angaben der Patienten zu ihrer eigenen Therapie eine wichtige Ergänzung und Absicherung der Dokumentation sein können.

Eine weitere Erfahrung ist aus den zum Teil ausführlichen Bemerkungen der Patienten auf die Frage "Was wir Sie nicht gefragt haben und Sie uns mitteilen möchten" abzuleiten: Trotz großer Bemühungen von Kliniken und Ärzten, Patienten umfassend zu informieren, bleiben Fragen unbeantwortet oder stellen sich erst im Krankheitsverlauf aufgrund von Nebenwirkungen, alternativen oder widersprüchlichen Empfehlungen von Ärzten oder durch das Verhalten vergleichbar Betroffener. Ein Ombudstelefon für Krebspatienten, über das auch zu konkreten Versorgungsproblemen kompetent Auskunft erhalten werden kann, ist letztlich ein konsequenter Schritt, dem gegenüber sich alle Versorgungsträger

45

unter Attributen wie Qualitätssicherung, rationale Versorgungsangebote der Schulmedizin oder Patienten-Compliance aufgeschlossen zeigen sollten.

Bedarf und Kenntnis der lokalen Gegebenheiten erfordern eine Regionalisierung dieser Aufgabe, bei der unbewußte und bewußte Abweichungen vom Versorgungsstandard deutlich werden. Fachgebiete könnten verdienstvoll einwirken und Grenzen für schulmedizinisches Handeln ziehen. Diese Aufgaben sind natürlich mit Kosten verbunden. Die Versorgung der Krebspatienten in der Region München dürfte ca. 1,2 Mrd. DM jährlich kosten. U.a. die Förderung der Kommunikation zwischen den Ärzten und mit den Patienten sowie die Transparenz über eigene Erfolge und Mißerfolge als Impuls und Absicherung der ärztlichen Erfahrung könnte zumindest probeweise im Sinne eines Experimentierens für eine bessere Versorgung ein größeres Gewicht finden.

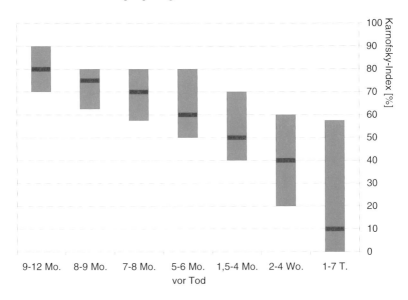

Abb. 21: Karnofsky-Index im letzten Lebensjahr von Brustkrebs-Patientinnen

Karnofsky-Index: 80% = normale Tätigkeit mit Anstrengung, 50% = braucht Krankenpflege, 10% = moribund

Dargestellt ist der Median mit dem Streuungsbereich, in dem 50% der Patientinnen eingestuft wurden. Erst 2 bis 4 Wochen vor dem Tod war der Index auf 40% (bettlägerig) gesunken, 25% der Patientinnen wurden dabei in dieser Zeit noch besser als 60% (braucht gelegentlich Hilfe) eingestuft.

Ein modernes Krebsregister legt also nicht nur Erkrankungszahlen vor. Es liefert auch Behandlungsergebnisse für die Region und für jedes Krankenhaus. Dazu gehört auch die erreichte Lebensqualität der Patienten, die für eine Mitwirkung zu gewinnen sind. Die Ergebnisse lassen sich auch auf Gemeindeebene ausweisen und können das Engagement und den Erfolg der Ärzte bzgl. Vermeidung und Früherkennung von Krebserkrankungen und der Betreuung der Erkrankten belegen. Krebsregistrierung ist also eine regionale, bevölkerungsbezogene Aktivität. Sie bietet das, was alle erwarten. Sie belegt die Qualität der Versorgung der Kliniken und niedergelassenen Ärzte, fördert das Vertrauen

46

der Bevölkerung in die Medizin und ist ausbaubar zum Schutzwall gegen kostspielige Heilversuche.

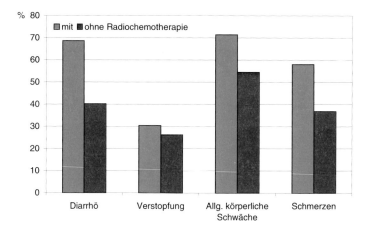

Abb. 22: Beschwerden von Rektumkarzinom-Patienten mit und ohne Radiochemotherapie

Diese Selbsteinschätzung gaben die Patienten ca. 9 Monate nach Primärtherapie ab. Schweregrad, Dauer oder die Abhängigkeit der Beschwerden von der Bestrahlungstechnik sind wichtige Perspektiven für die Patienten.

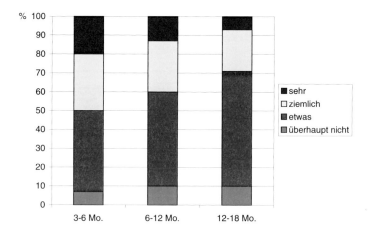

Abb. 23: Mammakarzinom: Die Antworten auf die Frage "Haben Sie sich Sorgen gemacht?" im zeitlichen Verlauf

Dargestellt ist die Untergruppe der Patientinnen mit pT1-Tumoren, für die eine relative Überlebensrate von fast 95% zu erwarten ist. Der geringe Unterschied zu den prognostisch ungünstigeren pT2-Befunden zeigt den Mißerfolg, die bessere Prognose zu vermitteln bzw. sie anzunehmen oder zu glauben. Die Abbildung beschreibt langwierige Verarbeitungsprozesse, die ärztlicherseits im Bedarfsfall gefördert werden sollten.

2.8 Säkulare Entwicklung der Überlebensraten beim Malignen Melanom und beim Mammakarzinom

Das TRM ist mit der Entwicklung der Rahmenbedingungen, angefangen von Gesetzen bis hin zur Finanzierung von Drittmittelprojekten, aus einzelnen Klinikdokumentationen bis zum Nachweis der bevölkerungsbezogenen Versorgungsleistungen für erste Krebserkrankungen kontinuierlich gewachsen. Es ist eine bedeutende Datenquelle für die onkologische Versorgung in Deutschland geworden. Eine mit der Rekrutierungsdauer wichtiger werdende Aufgabe ist es, auch säkulare Entwicklungen, d.h. Stagnation oder kleine und große Fortschritte in den Überlebensraten zu belegen [Sh99]. In den Abb. 24 und 26 ist das relative Survival für Mammakarzinom und Malignes Melanom aus den letzten 20 Jahren dargestellt. Das relative Survival korrigiert Alters- und Geschlechtsunterschiede der verschieden zusammengesetzten Jahrgangskohorten durch Bezug auf die Lebenserwartung in der Normalbevölkerung. Eindrucksvoll wird dies durch den Vergleich mit dem Gesamtüberleben am Beispiel des Malignen Melanoms belegt.

Beim Mammakarzinom zeigt sich trotz dieser Korrektur ein nur sehr geringer Unterschied. Die ungünstige Prognose wird für die Kohorte der Jahrgänge 1987 bis 91 ausgewiesen. Die multivariate Analyse bestätigt einen negativen Effekt für diese Periode, der sich auch für die Überlebenszeit ab Metastasierung nachweisen läßt. Damit erhebt sich die Frage, warum der gesicherte Nutzen der Chemo- und Hormontherapie nicht, wie in der Literatur belegt, als deutlicher Effekt in der Versorgung erkennbar wird. Anders verhält es sich bei kolorektalen Karzinomen (Abb. 51), für die sich ebenfalls nach Standardisierung ein säkularer Effekt ergibt. Beeindruckend dagegen ist die Entwicklung der Prognose in den letzten 20 Jahren beim Malignen Melanom (Abb. 26). Das relative Survival läßt erkennen, daß die Prognose der Patienten nach etwa 7 bis 8 Jahren konstant, d.h. vergleichbar zur Normalbevölkerung ist. Die Überlebensrate ist also permanent gestiegen, was i.w. auf die zunehmend geringere Melanomdicke bei Diagnosestellung zurückzuführen ist.

Ein weiteres Phänomen beschreibt Abb. 26. Wenn die jüngste Kohorte nur noch geringe Unterschiede zur Normalbevölkerung zeigt, so bedeutet dies nicht, daß alle Patienten geheilt werden. In der Kohorte 1987 bis 91 sind etwa 10% der Patienten melanombedingt verstorben, so daß die Prognose durch das relative Survival überschätzt wird. Mit anderen Worten heißt dies, daß Melanom-Patienten eine um ca. 5% über dem Durchschnitt liegende Überlebensrate aufweisen. Dies ist vielleicht u.a. auf die soziale Schicht der Melanom-Patienten zurückzuführen. Andererseits ist dieser Unterschied nicht spektakulär. Die Überlebensrate von 60-jährigen Frauen und Männern in der Normalbevölkerung unterscheidet sich nach 10 Jahren um ca. 10%, bei 70-Jährigen sogar um 16% (Tab. 19).

Die Interpretation der säkularen Effekte unterstreicht die Aussage, daß die Krebsregistrierung keine isolierte epidemiologisch-kulturelle Aufgabe ist. Die bisher bekannten Zeitreihen zur Inzidenz und Mortalität sind zum einen um stadienspezifische Ergebnisse von den Häufigkeitsverteilungen bis zu den Überlebensraten zu ergänzen. Zum anderen sind Zeitreihen zu den jeweils angewandten Therapiestrategien wünschenswert. Gleichzeitig sollten die Krankenkassen ihren Beitrag mit durchschnittlichen Behandlungskosten leisten. Gerade in Zeiten, in denen jede Änderung als Innovation und Fortschritt herausgestellt wird, sollte die Medizin sich und der Öffentlichkeit belegen, ob man im globalen Wettbewerb Schritt halten kann und welcher Nutzen mit welcher Kostensteigerung erreicht wurde.

48

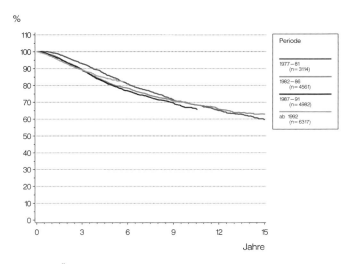

Abb. 24: Relatives Überleben in den letzten 20 Jahren beim Mammakarzinom (s. Abb. 26)

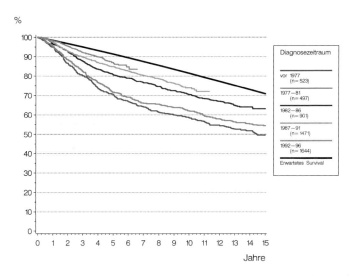

Abb. 25: Gesamtüberleben in den letzten 20 Jahren beim Malignen Melanom (s. Abb. 26)

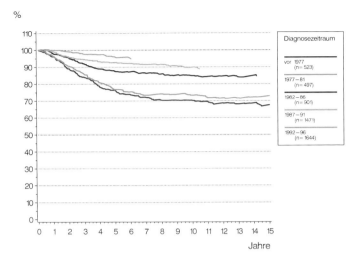

Abb. 26: Relatives Überleben in den letzten 20 Jahren beim Malignen Melanom

Wenn das relative Überleben konstant bleibt oder steigt, ist die Lebenserwartung vergleichbar oder besser als in der Normalbevölkerung, die Patienten sind praktisch geheilt. Kleinere und größere Verbesserungen der Überlebenschancen durch neue Therapieansätze sollten sich als säkularer Effekt belegen lassen. In der Regel ist eine multivariate Analyse erforderlich. Während beim Mammakarzinom trotz adjuvanter Therapien praktisch kein Gewinn erkennbar ist, ist er beim Malignen Melanom überzeugend - nicht aufgrund neuerer Therapien, sondern wegen der Entdeckung der Malignen Melanome in einem immer früheren Stadium. Eine Verbesserung ist auch bei kolorektalen Karzinomen erkennbar (s. Abb. 51). Wegen der Überschätzung des relativen Survivals ist auf den Text zu verweisen.

3. Schwerpunkt: Kolorektales Karzinom aus klinisch-epidemiologischer Sicht

3.1 Epidemiologische Kenngrößen

Parameter		männl.	weibl.
Jährl. Neuerkrankungen[1] in Deutschland m/w	n	30400	29800
Rohe Inzidenz (je 100.000)[1]	n	76	71
Anteil an Krebsneuerkrankungen[1]	%	14	14
Alter: Median/Mittelwert[2]	Jahre	65/65	69/71
Alter: 10% jünger/10% älter als[2]	Jahre	51/80	52/84
10-Jahres-Überlebensrate: Gesamtüberleben[2]	%	34	32
10-Jahres-Überlebensrate: relativ[2]	%	56	50
Sterbefälle in Deutschland 1997[3]	n	13667	16100
Rohe Mortalitätsrate 1997 (je 100.000)[3]	n	34	38
Anteil an krebsbedingter Mortalität m/w[3]	n	12.7	15.7
Geschätzte Inzidenz (auf Basis Mortalität)[3]	n	31000	32000
Kumulative Inzidenz bis zum 74. Lebensjahr[4]	%	5.0	3.3
Lebenszeitrisiko zu erkranken[4]	%	6.2	5.8
Lebenszeitrisiko zu sterben[4]	%	2.6	2.6

Tab. 27: Epidemiologische Basiszahlen für das kolorektale Karzinom

[1] Krebsregister des Saarlands, Daten 1994/95   [2] TRM   [3] Statistisches Bundesamt   [4] SEER-Daten

Eine Zusammenstellung häufig zitierter epidemiologischer Kenngrößen zeigt Tab. 27. 1997 sind 20.780 (männlich 43,5%, weiblich 56,5%) Menschen in Deutschland an Kolonkarzinom und 8.987 (männlich 51,4%, weiblich 48,6%) an Rektumkarzinom verstorben, zusammen 29.767 [SBT]. Die zeitliche Entwicklung der Mortalität seit 1970 kann mit altersstandardisierten Raten beschrieben werden (Abb. 28). Die Vergleichbarkeit der geschlechtsspezifischen Raten über die Jahre und die Unterschiede in der Niveaulage zwischen alten und neuen Bundesländern sind deutlich. Wegen unterschiedlicher Bevölkerungsstandards für Männer und Frauen sind jedoch Vergleiche zwischen den Geschlechtern nicht zulässig. Die Mortalitätsraten von 1998 in der Region München sind in den Tab. 16 und 17 enthalten.

Für die Schätzung der Anzahl der Neuerkrankungen kolorektaler Karzinome ist das Saarländische Register [SLS] nach wie vor eine zuverlässige Informationsquelle, Abb. 29 zeigt die altersspezifischen Inzidenzraten des Saarlandes für 1994/95. Danach würden in Deutschland ca. 30.400 Männer und 29.800 Frauen jährlich erkranken. Dies entspricht 76 je 100.000 bei Männern und 71 bei Frauen. 1996 wurde im TRM für die Stadt München 56,7 bzw. 56,6 (Tab. 8 und 9) erreicht, wobei Meldedefizite von mindestens 15% bekannt sind. Zur Beschreibung des Erkrankungsrisikos kann zum einen das kumulative Risiko, z.B. bis zum 74. Lebensjahr, herangezogen werden. Es beträgt bei Männern 5,0%, bei Frauen 3,3% (SEER-Daten). Für das Lebenszeitrisiko als aussagekräftigste Kenngröße ergibt sich ebenfalls aus den SEER-Daten der USA (s. Internet-Links) für die Erkrankung 6,2%/5,8% und für den durch Darmkrebs bedingten Tod 2,6% für beide Geschlechter.

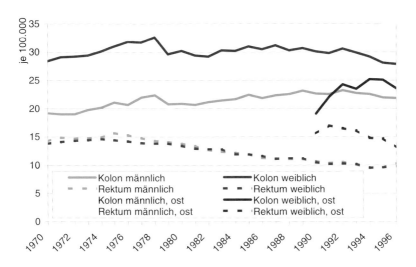

Abb. 28: Altersstandardisierte Mortalität in Deutschland seit 1970

Durch die Altersstandardisierung wird erreicht, daß alle Werte, hier seit 1970, vergleichbar sind und damit als Zeitreihe Trends beschreiben. Der Rückgang des Rektumkarzinoms und die Unterschiede zwischen alten und neuen Bundesländern sind damit belegt. Vorsicht: Dadurch, daß die amtliche Statistik für Männer und Frauen unterschiedliche Standards verwendet, dürfen keine Geschlechtseffekte aus den Daten herausgelesen werden. Wie Abb. 29 zeigt, sind kolorektale Tumoren bei Männern häufiger. Nur wegen der höheren Lebenserwartung der Frauen erkranken mehr Frauen im 8. und 9. Lebensjahrzehnt. Vergleichbare Daten zur Mortalität liefern Tab. 16 und 17.

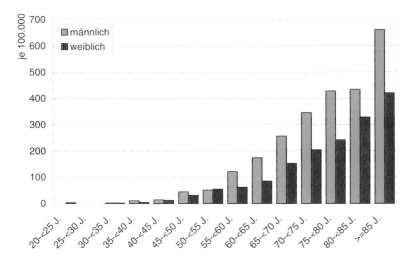

Abb. 29: Alters- und geschlechtsspezifische Inzidenz kolorektaler Karzinome im Saarland 1995 [SLS] (s. Abb. 28)

52

3.2 Klinische Kenngrößen

Die Sicht des Arztes auf eine Erkrankung spiegeln nicht Inzidenzraten, sondern Alters-
verteilungen (Abb. 30) wider. Diese Verteilungen lassen sich mit einem mittleren Erkrankungsalter von 64,1 Jahren bei Männern bzw. 66,8 Jahren bei Frauen beschreiben (Kolon
w: 67,5 J., m: 64,9 J.; Rektum: w: 65,7 J., m: 63,1 J.). Etwa 10% der Patienten sind jünger
als 50 Jahre. Das mittlere Sterbealter bei progredienter Erkrankung beträgt in der Region
71,5 Jahre bzw. 75,8 Jahre (Tab. 14) und läßt im Vergleich zur Diagnosestellung (Tab.
20) noch Erhebungsdefizite im fortgeschrittenen Alter erkennen. Denn die mediane Überlebenszeit für primär und im Verlauf metastasierte Patienten beträgt etwa 1,5 Jahre, was
auch der Abb. 38 zu entnehmen ist. Dieser und den folgenden Abbildungen liegen die
Daten des Tumorregisters München von mehr als 8.500 Patienten aus den letzten 20
Jahren zugrunde.

Die prognostische Bedeutung der pT-Kategorien beschreibt Tab. 31. Bemerkenswert ist
die Zunahme des mittleren Erkrankungsalters, die die Tumorwachstumsdauer beschreiben dürfte. Des weiteren ist die Abhängigkeit des Tumorstadiums von der Lokalisation zu
beachten (Abb. 32). Die Ausbreitung des Tumors wird in Abb. 33 mit der Anzahl der
befallenen Lymphknoten in Abhängigkeit von der pT-Kategorie beschrieben. Einen i.w. auf
die Altersverteilung von Männern und Frauen zurückzuführenden Geschlechtsunterschied
bei der Tumorlokalisation belegt Abb. 34.

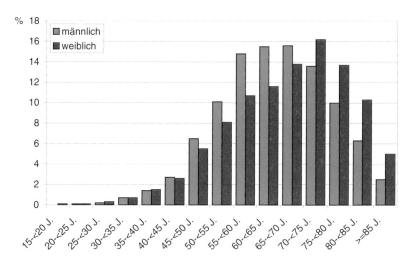

Abb. 30: Altersverteilung bei Diagnosestellung

pT-Kategorie	%	Anteil N+ %	Anteil G3 %	Anteil M1 %	Alter bei Diagnose Jahre
pTis	0.2	0.0	0.0	0.0	64.0
pT1	8.0	8.2	11.4	0.9	64.1
pT2	21.0	25.9	16.3	7.2	64.7
pT3	55.2	48.9	24.6	18.2	65.7
pT4	15.6	66.6	39.0	42.1	66.9
Gesamt/Durchschnitt	100.0	43.5	24.0	18.2	65.4

Tab. 31: Verteilung der pT-Kategorie mit Anteil N+, G3, M1-Befunden und Altersmittelwerten

21% aller Darmtumoren sind pT2-Befunde. 25,9% davon sind N+, 16,3% G3-Befunde und 7,2% werden mit
Fernmetastasen (Anteil M1) diagnostiziert. Die pT2-Patienten sind bei Diagnosestellung im Mittel 64,7 Jahre
alt.

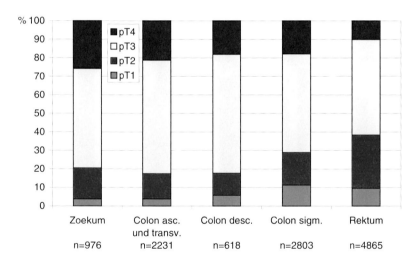

Abb. 32: Verteilung der pT-Kategorien in Abhängigkeit von der Tumorlokalisation

Im Zoekum werden ca. 24% der Krebserkrankungen als pT4 diagnostiziert, im Rektum dagegen nur ca. 10%.

54

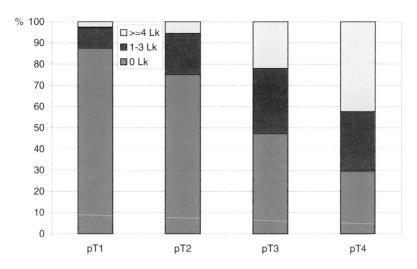

Abb. 33: Anzahl befallener Lymphknoten in Abhängigkeit von der pT-Kategorie

Bei pT1-Befunden sind 87%, bei pT4 nur 30% ohne befallenen Lymphknoten (0 Lk). Deutlich ist die Zunahme der Befunde der Patienten mit mehr als 3 befallenen Lymphknoten (>=4 Lk) in Abhängigkeit von der pT-Kategorie zu erkennen.

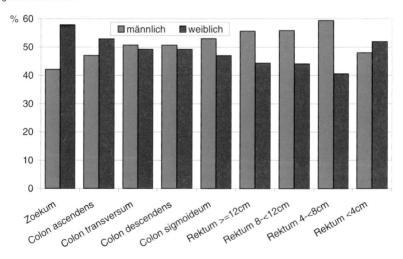

Abb. 34: Geschlechtsverhältnis in Abhängigkeit von der Tumorlokalisation

Der Anteil der Männer liegt beim Zoekum bei 42% und steigt kontinuierlich an auf 59% bei Tumoren im Bereich von 4 bis 8 cm des Rektums. Der Rückgang des Rektumkarzinoms und der leichte Anstieg des Kolonkarzinoms seit den 70er Jahren (s. Abb. 28) dürfte ein biologisches Phänomen sein. Der hier dargelegte geschlechtsspezifische Effekt ist jedoch allein auf die Altersverteilung der beiden Geschlechter und das etwas spätere Auftreten der Kolonkarzinome zurückzuführen (s. Tab. 40).

3.3 Überlebenswahrscheinlichkeiten

Aufgrund der beispielhaften langjährigen Kooperation kann das TRM Überlebensraten für das Gesamtüberleben (overall survival) vorlegen. Zu beachten ist, daß bei der Zusammenfassung vieler Jahre seit 1980 die 10- bis 15-Jahres-Überlebensraten die Ergebnisse der Therapiestrategien und der Versorgungsqualität in den 80er Jahren widerspiegeln. Die durchschnittliche Überlebensrate in Abhängigkeit von der Tumorlokalisation beschreibt Abb. 35. Die ca. 10% Differenz ab dem 1. Jahr nach Diagnose ist durch die Stadienabhängigkeit, insbesondere durch den Anteil von M1-Befunden (Tab. 40) bedingt. Die Differenz zur erwarteten Überlebenskurve eines vergleichbaren Kollektivs in der Normalbevölkerung beträgt ca. 30% und beschreibt damit den krankheitsspezifischen Einfluß. Etwa ab dem 6. Jahr nach Diagnosestellung verlaufen Lebenserwartung und beobachtetes Survival nahezu parallel, was der klinischen Erfahrung mit ca. 10% Metastasen nach 4 Jahren entspricht.

Der wichtigste Prognosefaktor ist das TNM-Stadium (Abb. 36). Daß sich die Prognose bzw. das Risiko mit zunehmendem Alter verbessert, verdeutlicht Abb. 37 für alle Patienten älter als 75 Jahre. Bekannt ist die sprunghafte Verschlechterung der Prognose nach einer Metastasierung oder einem Lokalrezidiv, die die Abbildungen 38 und 39 beschreiben. Es gibt eine geringe Abhängigkeit vom pT-Stadium bzw. von der damit verbundenen unterschiedlich fortgeschrittenen Metastasierung. Ab Metastasierung versterben 50% der Patienten innerhalb von 1,5 Jahren.

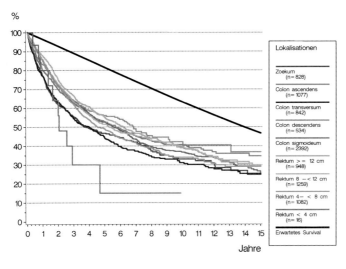

Von einem Normalkollektiv mit gleicher Alters- und Geschlechtsverteilung werden nach 15 Jahren ca. 48% noch leben. Diese erwartete Überlebensrate ist in den folgenden Abbildungen jeweils für das Gesamtkollektiv ausgewiesen, berücksichtigt also nicht alters- und geschlechtsspezifische Unterschiede in den Untergruppen. Abb. 43 zeigt deren Bedeutung.

Zur Verteilung der Prognosefaktoren in Abhängigkeit von der hier dargestellten Lokalisation s. Tab. 40.

Abb. 35: Gesamtüberleben in Abhängigkeit von der Tumorlokalisation

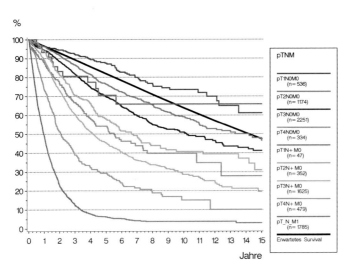

Zusammengestellt sind die Behandlungsergebnisse von 8.583 Patienten. Die in einer vergleichbaren Kohorte der Normalbevölkerung zu erwartende 15-Jahres-Überlebensrate würde bei 48% liegen. Da Patienten mit pT1-Tumoren etwas jünger als der Durchschnitt aller Patienten mit Darmkrebs sind (s. Tab. 41), ergibt sich eine nur scheinbar bessere Prognose als in der Normalbevölkerung. Bei etwa 100% dürfte das relative Survival für pT1 liegen trotz 5% Progressionen.

Abb. 36: Gesamtüberleben in Abhängigkeit von pTNM-Kategorien

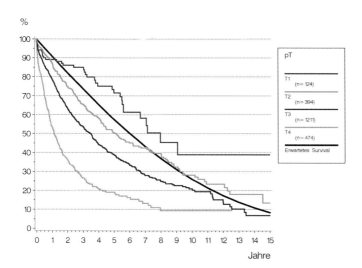

Im Unterschied zur Abb. 36 sinkt die 15-Jahres-Überlebensrate in dieser Kohorte auf 8%. Patienten mit pT1- oder pT2-Tumoren haben wie in Abb. 36 eine sehr gute Prognose. 75-jährige Männer/ Frauen haben noch eine Lebenserwartung von 9/11,2 Jahren (s. Tab. 19).

Abb. 37: Gesamtüberleben in Abhängigkeit von den pT-Kategorien für Patienten >75 Jahre

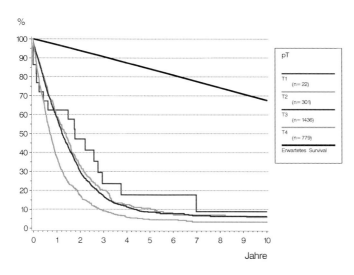

Die Abb. 38 und 39 lassen auf einen weitgehend autonomen Tumorwachstums- und Metastasierungsprozeß schließen. Die Abhängigkeit des mittleren Alters bei Diagnosestellung von pT (s. Tab. 41) und die Variation der Überlebenszeiten nach Progression sprechen dafür, daß leadtime Effekte im Vergleich zu Tumorcharakteristika dominieren. Die Diagnosestellung erfolgt im Bezug auf das Tumorwachstum bei pT1-Befunden zwar systematisch früher als bei fortgeschrittenen Erkrankungen. Insbesondere bei lokoregionären Rezidiven mit sehr homogenen Zeitabständen zwischen Diagnose und Rezidiv erscheint dieser Effekt aber als prognostischer Unterschied.

Abb. 38: Überleben nach Metastasierung in Abhängigkeit von der pT-Kategorie des Primärtumors

58

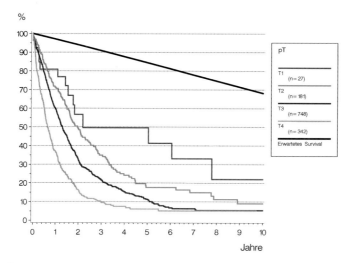

Jahre

Abb. 39: Überleben nach einem lokoregionären Rezidiv in Abhängigkeit von der pT-
Kategorie des Primärtumors (s. Abb. 38)

Klinisch relevant ist die Abhängigkeit der Progressionsform von der Lokalisation. Tab.
40 zeigt die Verteilung der registrierten Progressionen im Krankheitsverlauf zusammen mit
der primären Metastasierung. Diese Daten enthalten einen systematischen Fehler, weil
das TRM die Primärbefunde und damit die M1-Stadien vollständiger erfaßt, die Progression im Verlauf aber unvollständiger. Deshalb ist der Anteil von M1 überschätzt. Zum
anderen besteht eine Abhängigkeit von der Dauer der Nachbeobachtung. Trotzdem sind
die bekannten Unterschiede erkennbar. Beim Rektumkarzinom sind ca. 14,2%, beim
Kolonkarzinom 21,3% M1-Stadien (Tab. 41). Weitere Unterschiede sind in der Verteilung
der pT-Kategorien erkennbar mit einem höheren Anteil prognostisch ungünstiger Befunde
und häufigerer Metastasierung beim Kolonkarzinom. Auch die oben erwähnten Alters-
unterschiede zwischen Kolon und Rektum werden deutlich sowie deren pT-Abhängigkeit.
Eine weitere Sicht auf den Krankheitsverlauf liefert die Betrachtung der Progressionsmuster (Tab. 42). Die Verteilungen der Metastasenlokalisation bei M1-Befunden (mit
Mehrfachangaben, beim Kolonkarzinom werden bei jedem vierten Patienten zwei Metastasenlokalisationen angegeben) unterscheiden sich von denen, die im Verlauf nach
einem M0-Befund auftreten. Eine völlig andere Verteilung ergibt sich notwendigerweise,
wenn auch lokoregionäre Rezidive einbezogen werden. Lokale und regionäre Rezidive
werden trotz expliziter Vorgaben in der Dokumentation nicht scharf getrennt, häufig muß
sich das TRM mit dem unspezifischen Hinweis auf eine Progression begnügen.

Tumor-lokalisation	%	Progrediente Verläufe n	M1-Stadium %	Metastasen im Verlauf %	Regionäres Rezidiv %	Alter Jahre
Zoekum	8.3	384	64.1	26.8	40.1	67.9
Colon ascendens	10.7	438	61.6	30.4	39.7	67.5
C. transversum	8.6	392	58.4	28.8	42.6	66.6
C. descendens	5.3	248	62.1	30.7	41.1	66.0
C. sigmoideum	24.7	1209	57.8	31.4	44.1	65.4
Rektum ≥ 12cm	11.9	550	49.3	33.1	47.5	64.7
R. 8 - < 12cm	15.8	714	44.1	35.1	51.8	64.4
R. 4 - < 8cm	14.3	667	34.0	34.5	61.8	64.7
R. < 4cm	0.6	23	30.4	30.4	56.5	69.3
Gesamt	100.0	4625				
Kolon	57.5	2671	61.5	30.1	42.3	
Rektum	42.5	1954	42.0	34.2	54.0	

Tab. 40: Befunde und Prognose in Abhängigkeit von der Lokalisation des Darmtumors

67% aller Darmtumoren treten im Rektum und im Kolon sigmoideum auf. Speziell im Rektum 4 bis 8 cm treten 14,3% auf. Im TRM wurden zu dieser Lokalisation 667 progrediente Verläufe registriert. 34% davon waren schon bei Diagnosestellung metastasiert (M1-Stadium). Bei 34,5% traten nach einem M0-Befund Metastasen erst im Verlauf auf, bei 61,8% ein regionäres Rezidiv. Das Alter dieser Patientengruppe lag im Mittel bei 64,7 Jahren. Der beachtliche Anstieg der Altersmittelwerte um 3 Jahre hin zum Zoekum ist i.w. durch das Geschlechtsverhältnis und die fortgeschrittenen Stadien zu erklären (s. Tab. 41).

pT-Kategorie	Häufigkeit % Kolon	Rektum	Anteil M1 Kolon	Rektum	Anteil N+ Kolon	Rektum	Alter Kolon	Rektum
pT1	7.1	9.2	0.8	1.0	7.6	8.8	64.8	63.1
pT2	15.5	28.2	9.7	5.4	25.0	26.6	65.5	64.2
pT3	57.3	52.6	19.3	16.6	45.6	53.4	66.8	64.2
pT4	20.1	10.0	43.3	39.0	66.8	66.1	67.3	65.5
Gesamt/Durchschnitt	100.0	100.0	21.3	14.2	44.0	43.0	66.1	64.3

Tab. 41: Unterschiede zwischen Kolon- und Rektumkarzinom in Abhängigkeit von der pT-Kategorie

Im Kolon fallen 15,5% aller Befunde in die pT2-Kategorie, beim Rektum 28,2%. In diesen pT2-Gruppen sind 9,7% beim Kolon und 5,4% beim Rektum primär metastasiert. Der Anteil der N+-Befunde ist nahezu gleich. Im Diagnosealter besteht ein Unterschied von mehr als 1 Jahr.

Kolonkarzinom

Lokalisation	primär M1 (n=1360)	1. Progression nach M0 nur Metastase (n=555)	1. Progression nach M0 jede Progressionsform (n=1039)
Lunge/Pleura	11.0	18.5	10.7
Skelett	1.6	5.4	3.0
ZNS	0.8	2.6	1.5
Leber	78.6	58.2	37.0
Haut	0.3	3.9	2.1
Peritoneum	24.0	8.1	8.8
Fern-Lk.	5.9	6.3	4.7
sonst. Met.	7.9	15.7	10.5
Lokoreg. Rezidiv			32.0
Progression			5.0
Gesamt	130.1	118.7	115.3

Rektumkarzinom

Lokalisation	primär M1 (n=590)	1. Progression nach M0 nur Metastase (n=384)	1. Progression nach M0 jede Progressionsform (n=1203)
Lunge/Pleura	16.1	28.8	13.0
Skelett	1.4	7.2	3.0
ZNS	0.4	2.9	0.9
Leber	84.1	54.7	24.0
Haut	0.2	1.1	0.4
Peritoneum	11.0	7.2	3.4
Fern-Lk.	7.6	6.1	2.7
sonst. Met.	3.9	9.1	4.4
Lokoreg. Rezidiv			52.0
Progression			5.0
Gesamt	124.7	117.1	108.8

Tab. 42: Progressionsmuster primär und im zeitlichen Verlauf

Die erste Frage vor der Beschreibung eines Progressionsmusters lautet: Auf welche Patientengruppe sind die Prozentwerte bezogen? Klinisch relevant ist die Unterscheidung zwischen M1-Patienten und progredienten Patienten nach einem M0-Befund. Der Unterschied zwischen Rektum und Kolon liegt einmal in der Relation von M1-Befunden und Verlaufsprogressionen. Beim Rektum sind im TRM 14% M1-Befunde, 29% Progressionen treten im Verlauf auf. Fürs Kolon lauten die Zahlen: 21% M1 bzw. 16% Verlauf. Die in Tab. 42 angegebenen Patientenzahlen sind nicht epidemiologisch zu interpretieren, da die bisherigen Erfassungswege mit Selektionen verbunden sind und u.a. eine Überrepräsentierung von M1-Befunden und lokoregionären Rezidiven möglich ist. Den Schätzungen der Aufteilungen liegt die Tab. 20 zugrunde. Zum anderen treten beim Kolon primär mehr ins Peritoneum fortgeschrittene Erkrankungen und weniger Lungen- und Lebermetastasen auf als beim Rektumkarzinom. Durch multiple Metastasierung ergeben sich im Bezug auf Patienten mehr als 100%. Deutliche Unterschiede zur M1-Verteilung und zwischen Rektum und Kolon werden bezüglich der Lungenmetastasierung dann erkennbar, wenn im Verlauf noch Metastasen diagnostiziert wurden. Völlig andere prozentuale Verteilungen ergeben sich, wenn lokoregionäre Rezidive mit berücksichtigt werden. Die 555 Patienten sind Teil der 1.039. Die Angabe Progression ist unscharf und umfaßt "echte" Progressionen eines Residualtumors (nicht R0-Befund), lokale und distante Progressionen.

Trotz dieser für das Rektumkarzinom etwas vorteilhafteren Befunde ergibt sich kein Vorteil im Gesamtüberleben. Abb. 43 zeigt für die Lebenserwartung einer bzgl. Alter und Geschlecht identischen Kohorte der Normalbevölkerung nach 10 Jahren einen Unterschied von ca. 5% zugunsten des Rektumkarzinoms. Dies folgt aus dem Altersunterschied von Kolon- und Rektumkarzinom-Patienten von ca. 2 Jahren. Diese Differenz und auch die günstigen Befunde sind im Gesamtüberleben nicht mehr nachweisbar. Der ungünstigere Verlauf beim Kolonkarzinom in den ersten drei Jahren ist auf den höheren Anteil der M1-Befunde zurückzuführen, der beim Rektumkarzinom durch Verzögerung bis zu 5 Jahren nach Diagnose egalisiert wird.

Abb. 38 und 39 zeigen die Vergleichbarkeit der Prognose nach Metastasierung und nach lokoregionärem Rezidiv nach 6 bis 8 Jahren und die Unterschiede nach 1 Jahr. Da der Anteil der lokoregionären Rezidive beim Rektumkarzinom wesentlich höher liegt (Tab. 40), ergibt sich daraus ein verzögertes Sterberisiko beim Rektumkarzinom.

Aufgrund der Stadienverteilung ist es naheliegend, daß die schlechtere Prognose des Rektumkarzinoms i. w. durch die am häufigsten diagnostizierten pT3-Erkrankungen bedingt ist (Abb. 44) und damit die Minimierung der lokoregionären Rezidive den höchsten Effekt auf das Überleben hat.

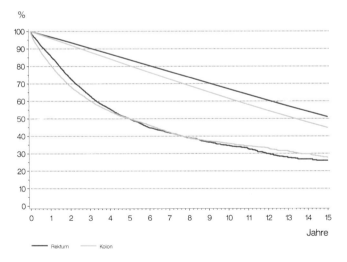

Abb. 43: Gesamtüberleben für Patienten mit Kolon- oder Rektumkarzinom

Die Erwartungswerte für das Überleben belegen den Altersunterschied von ca. 2 Jahren bei der Diagnose eines Rektum- bzw. Kolonkarzinoms. Sie zeigen zugleich die empfindliche Abhängigkeit von Altersmittelwerten. Folglich müßte sich bei gleichen Überlebenschancen auch eine zu diesen Erwartungswerten vergleichbare Differenz belegen lassen. Dies ist nicht der Fall. Der hohe M1-Anteil beim Kolonkarzinom wird durch die häufigeren lokoregionären Progressionen mehr als egalisiert und ergibt insgesamt eine schlechtere Prognose von ca. 6% für Rektumkarzinom-Patienten (s. Abb. 44 und Tab. 20).

62

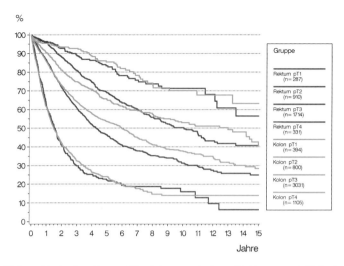

Abb. 44: Unterschiede im Gesamtüberleben zwischen Rektum- und Kolonkarzinom in Abhängigkeit von der pT-Kategorie

Die ungünstigere Prognose von Rektumkarzinomen (Abb. 43) ist offensichtlich i.w. auf die unterschiedliche Prognose in den sehr stark besetzten pT3-Kategorien zurückzuführen. Dies unterstreicht zugleich die Bedeutung der adjuvanten Radiochemotherapie für diese Gruppe.

3.4 Institutionsvergleiche

Die Bedeutung der Qualitätssicherung für die Verbesserung der Versorgung wird sicherlich unterschiedlich beurteilt. Was ein klinisch-epidemiologisches Register als Unterstützung anbieten muß und was seine Existenzberechtigung stärkt, sind Institutionsvergleiche. Jeder Kooperationspartner sollte sich selbst rangieren können und Information aus multivariaten Analysen kommentiert erhalten. Bei den folgenden Tabellen ist zu beachten, daß zum einen auch Einrichtungen mit kleineren Patientenzahlen aufgelistet sind und damit die Konfidenzintervalle sehr groß sind und den Durchschnittswert durchaus einschließen können. Zum anderen werden wiederum mehr als 10 Jahre zusammengefaßt. Deshalb läßt sich nicht vom Durchschnittswert auf den Status quo schließen. Ein zeitlicher Trend wird erst durch Zeitreihenanalysen erkennbar.

Tab. 48 zeigt die Variabilität relevanter Prognosefaktoren auf Klinikebene. Dies führt zu einer natürlichen Variabilität, die von der beobachteten zu trennen ist. Allein der Einfluß von Alter und Geschlecht führt nach 10 Jahren zu einer zu erwartenden Variationsbreite von ca. 15% (Abb. 49). Die dann verbleibende Abweichung wird mangels weiterer Daten der Klinik zugeschrieben. Dahinter stehen aber die Charakteristika der Patienten und ihre Compliance und natürlich die Qualität der Klinik. Abb. 45 zeigt die beobachtete Variabilität bei pT1-2N0M0-Befunden, die bzgl. der Variabilität nach 5 Jahren vergleichbar ist zu der bei pT3N0M0- oder pT3N+M0-Befunden (Abb. 46 und 47). Es lassen sich sicherlich Erwartungswerte für Unterschiede im Outcome vermuten, die aber vom Primärbefund abhängen dürften, also bei prognostisch sehr günstigen Stadien an sich klein sein sollten.

63

Die Homogenität der Variabilität in prognostisch und therapeutisch unterschiedlichen Schichten ist also eine Frage, die vor der Beurteilung des Outcomes u.a. aufgrund der Qualitätsanforderungen an die Versorgung zu beantworten ist.

Auch den kooperierenden Pathologen kann ein Tumorregister institutionsvergleichende Informationen aufbereiten und damit zur Qualitätsselbstkontrolle anregen (Tab. 50). Für beide Institutionen ergeben sich multivariat Auffälligkeiten, bei Pathologien z.B. bzgl. Grading und bei Kliniken bzgl. Survival. Anzumerken ist, daß solche Zielsetzungen den Aufwand für die Analyse der Daten in den Tumorzentren begründen. Sie sind nicht von einem zentralen Register zu leisten. Der Nutzen dieser Analysen liegt in der Kommunikation der Ergebnisse, teilweise mit einzelnen Kliniken auf beiden Seiten des Variationsbandes. Der personelle Aufwand hierfür ist vergleichbar mit dem Aufwand für die Datenerfassung.

Die säkulare Sicht auf Behandlungsergebnisse ist im Kapitel 2.8 erläutert worden, wird aber hier mit Abb. 51 im Kontext beschrieben. Die in dieser univariaten Deskription erkennbare Verbesserung der Überlebensraten seit den 80er Jahren kann erst multivariat nach Elimination der Einflüsse der in den vier Perioden unterschiedlich verteilten Prognosefaktoren gesichert werden. Eine Risikoreduktion von ca. 20% nach 1986 ist statistisch zu sichern und dürfte insbesondere der adjuvanten Therapie zuzuschreiben sein.

Die hier kurz skizzierten Ergebnisse liegen allen kooperierenden Kliniken sehr detailliert vor. Sie können die in ihrem eigenen Patientengut erhobenen Befunde, die dokumentierten Maßnahmen und erreichten Langzeitergebnisse direkt mit dem Gesamtkollektiv und mit anderen Kliniken vergleichen, wie in Abb. 47 angedeutet.

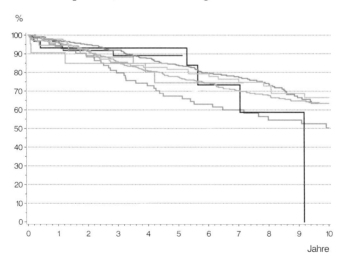

Abb. 45: Gesamtüberleben in acht Kliniken bei pT1/2N0M0-Befund

Eine Interpretation von Klinikunterschieden ist ohne multivariate Analysen nicht möglich, weil Kliniken in der Regel prognostisch sehr unterschiedlich zusammengesetzte Behandlungskohorten haben (s. Abb. 47). Des weiteren gibt es auch prognostisch relevante Unterschiede zwischen den Patienten verschiedener Kliniken. Die soziale Schicht, Komorbidität oder die Compliance der Patienten sind zu nennen. Diese Daten sind i.a.

64

nicht bekannt. Sich daraus ergebende Unterschiede erscheinen dann als Klinikeffekt, genauso wie eine tatsächlich bestehende größere Erfahrung oder ein überlegenes Können einzelner Ärzte. Vergleichbare Variabilität in prognostisch günstigen und ungünstigen Schichten sowie instabile Rangordnungen in verschiedenen Gruppen sprechen ebenfalls gegen große Qualitätsunterschiede.

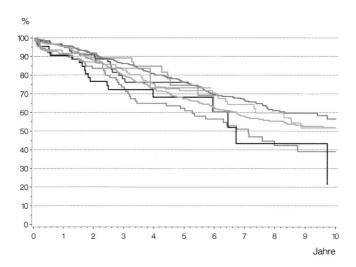

Abb. 46: Gesamtüberleben in acht Kliniken bei pT3N0M0-Befund (s. Abb. 45)

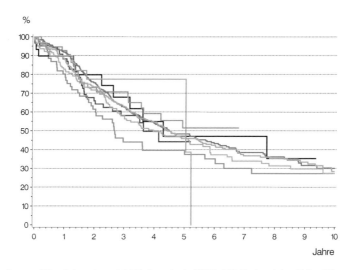

Abb. 47: Gesamtüberleben in acht Kliniken bei pT3N+M0-Befund (s. Abb. 45)

Klinik	Alter (Median) Jahre	Anteil >75 J. %	Anteil männl. %	Anteil G3 %	Anteil pT3 %	Anteil pT4 %
K 1	70	36.0	48.9	10.4	69.4	11.9
K 2	67	26.1	52.6	10.4	59.1	9.5
K 3	63	20.6	57.3	30.8	51.4	12.2
K 4	71	36.8	50.8	16.6	54.1	27.0
K 5	70	33.2	51.2	11.3	66.8	7.4
K 6	68	24.8	47.1	10.3	61.8	17.1
K 7	66	18.1	53.2	23.8	52.5	17.1
K 8	64	19.0	55.4	30.7	53.5	11.7
K 9	63	40.2	56.3	28.6	50.3	21.6
K 10	71	23.1	45.3	17.7	55.0	28.9
Gesamt/Durchschnitt	68	27.8	54	24.5	54	15.5

Tab. 48: Variation von Prognosefaktoren in zehn Klinikkohorten

Zur Wahrung der Anonymität fehlen in dieser Tabelle Patientenzahlen. Das 95%-Konfidenzintervall für das Alter ist z.b. stets kleiner als 2 Jahre, so daß reale Unterschiede bestehen. Aufgabe der Qualitätssicherung ist es, die relevanten Auffälligkeiten herauszuarbeiten und gegebenenfalls in Vieraugengesprächen zu diskutieren. Fehlalarme sind durch adäquate statistische Analysen möglichst zu vermeiden. Bei klinischen Aspekten gibt es dabei zusätzlich Wechselwirkungen zwischen Kliniken und Pathologien. Solche Dienstleistungen für die Qualitätssicherung der Versorgung sollten als integraler Teil der Routineversorgung etabliert werden (s. Tab. 50).

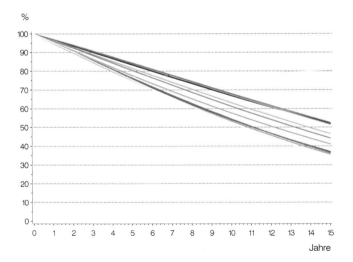

Abb. 49: Variationsbreite der zu erwartenden Überlebensraten in 10 Klinikkohorten

Allein aufgrund der unterschiedlichen Zusammensetzung der Klinikkohorten bezüglich Alter und Geschlecht (Tab. 48) ist nach zehn Jahren eine Differenz der Überlebensraten von 15%, nach 15 Jahren von fast 20% zu erwarten. Zu dieser Variation kommen dann noch die Einflüsse u.a. durch die Behandlungsqualität und die Komorbidität der Patienten hinzu.

Pathologische Einrichtung	Anteil G1 %	Anteil G3 %	Anteil ≥12 LK untersucht %
P 1	3.9	31.4	82.1
P 2	5.4	28.6	82.5
P 3	4.0	20.0	81.3
P 4	8.4	10.1	50.0
P 5	9.6	15.6	66.2
P 6	20.8	8.4	70.4
P 7	3.0	22.7	51.9
P 8	3.4	23.8	84.1
P 9	26.9	10.1	68.6
P 10	2.3	11.9	33.3
P 11	22.4	10.6	47.2
Gesamt/Durchschnitt	6.6	24.1	71.1

Tab. 50: Variation des Grading und der Anzahl untersuchter Lymphknoten in elf Pathologiekohorten (s. Tab. 48)

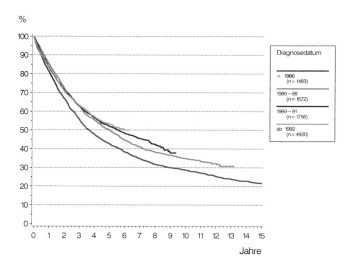

Abb. 51: Gesamtüberleben in den letzten 20 Jahren beim kolorektalen Karzinom (s. Kap. 2.8 und Abb. 24-26)

4. Anhang

Die Pflege von Adressverzeichnissen ist bekanntlich sehr einfach, wenn Änderungen unaufgefordert mitgeteilt werden. Besonders schwierig ist die Wiedergabe der Zuständigkeit für die Versorgung von Krebspatienten in Belegarztkliniken, so daß die namentliche Auflistung und die Dokumentation im TRM fehlerhaft sein können. Aufgelistet sind alle Einrichtungen, die Patienten in ihr Klinikregister eingebracht haben. Es sind auch einige Abteilungen von Krankenhäusern außerhalb des Einzugsgebietes aufgeführt. Sie tragen aufgrund ihres Kooperationsinteresses im Tumorzentrum auch zum Tumorregister bei. Z.Zt. ist eine Berücksichtigung "naheliegender" Kooperationsinteressen von außerhalb des epidemiologischen Einzugsgebiets erst nach Aufstockung des Personal- und Sachmitteletats möglich. Genannt sind in der folgenden Zusammenstellung die Klinikleitung und Ansprechpartner für die Dokumentation.

4.1 Beteiligte Kliniken, Strahlentherapien, pathologische Einrichtungen sowie Belegarztkliniken und niedergelassene Ärzte, für die eine kontinuierliche Mitwirkung im TRM belegt ist.

Stationärer Sektor

Chirurgie

Klinikum Großhadern der LMU, Chirurgische Klinik und Poliklinik
Prof. Schildberg, Dr. Hornung, Dr. Lau-Werner
Klinikum Großhadern der LMU, Plast. Hand und Mikrochirurgie der Chirurgischen Klinik und Poliklinik
Prof. Schildberg, Prof. Baumeister, Dr. Funke
Klinikum Innenstadt der LMU, Chirurgische Klinik und Poliklinik
Prof. Schweiberer, Dr. Schorr, Dr. Siebeck
Klinikum Innenstadt der LMU, Klinik und Poliklinik für Kieferchirurgie
Prof. Ehrenfeld, Dr. Hägler
Klinikum rechts der Isar der TU, Chirurgische Klinik und Poliklinik
Prof. Siewert, Prof. Fink, Prof. Roder, Dr. Vogelsang
Klinikum rechts der Isar der TU, Chirurgische Klinik und Poliklinik Abt. Thoraxchirurgie
Prof. Siewert, Prof. Präuer
Krankenhaus der Barmherzigen Brüder, Chirurgische Abteilung
Dr. Reuter, Dr. Papadakis
Krankenhaus des Dritten Ordens, Abt. Allgemein- und Gefäßchirurgie, Schilddrüsenchirurgie
Dr. Pütterich, Dr. Löppert
Krankenhaus Martha-Maria, Chirurgische Abteilung
Prof. Spelsberg, Dr. Robens
Kreiskrankenhaus München-Pasing, Chirurgische Abteilung
Dr. Laqua, Dr. Kießling
Kreiskrankenhaus München-Perlach, Abt. Chirurgie
Dr. Burghart, Dr. Scharff
Maria-Theresia-Klinik, Chirurgische Abteilung
Dr. Hoffmann, Dr. Zimmermann, Dr. Grunow, Dr. Konietzny
Privatklinik Bogenhausen, Chirurgie
Dr. Huber, Belegärzte
Privatklinik Diakoniewerk, Chirurgie
Belegärzte
Privatklinik Josephinum, Abt. Chirurgie
Dr. Holzmann, Dr. Grube, Dr. Sassen
Privatklinik Dr. Rinecker, Chirurgie
Dr. Rinecker, Dr. Göring

Privatklinik Dr. Wolfart, Abteilung Chirurgie
Dr. Czerny, Dr. Hungbauer, Dr. Pfeifer
Rotkreuzkrankenhaus, Chirurgische Abteilung
Prof. Schoenberg, Dr. Paskuda, Dr. Fuchs
Städt. Krankenhaus München-Bogenhausen, Abt. Allgemein- und Unfallchirurgie
Prof. Heitland, Dr. Arnold
Städt. Krankenhaus München-Bogenhausen, Abt. für Neurochirurgie
Prof. Lumenta
Städt. Krankenhaus München-Bogenhausen, Abt. für Plastische Chirurgie
Prof. Mühlbauer, Dr. Schrank
Städt. Krankenhaus München-Harlaching, Chirurgische Abteilung
Prof. Horn, Dr. Kluge
Städt. Krankenhaus München-Neuperlach, 1. Chirurgische Abteilung
Prof. Günther, Dr. Staimmer, Dr. Bergmann, Dr. Holzfurtner
Städt. Krankenhaus München-Schwabing, Abt. Allgemein- und Viszeralchirurgie
Prof. Waldner, Dr. Göring
Kreiskliniken Dachau-Indersdorf, Abt. für Allgemeinchirurgie
Dr. Birkhofer, Dr. Hildebrand
Kreiskrankenhaus Ebersberg, Chirurgische Abteilung
Prof. Dostal, Dr. Sobez
Kreiskrankenhaus Ebersberg, Plastische Chirurgie
Dr. Falter
Kreiskrankenhaus Erding, Abt. Visceral- und Thoraxchirurgie
Dr. Nagel, Dr. Maier
Kreiskrankenhaus Freising, Abt. Chirurgie
Dr. Zeller, Dr. Hirster
Kreisklinik Fürstenfeldbruck, Chirurgische Abteilung
Dr. Kauffmann, Dr. Gyßling
Asklepios Fachkliniken München-Gauting, Pneumologische Abteilung
Prof. Häußinger, Dr. Neher
Chirurgische Klinik Seefeld
Dr. Hermes, Dr. Hofinger
Kreiskrankenhaus Starnberg, Chirurgische Klinik
Dr. Stahlknecht, Dr. Schmitz
Krankenhaus der Missionsbenediktinerinnen Tutzing, Chirurgische Abteilung
Dr. Wiesmeier, Dr. Dietl

Dermatologie

Klinikum Innenstadt der LMU, Dermatologische Klinik und Poliklinik
Prof. Plewig, Prof. Volkenandt, Fr. Sedelmaier
Krankenhaus am Biederstein, Dermatologische Klinik und Poliklinik der TU
Prof. Ring, Dr. Hein
Städt. Krankenhaus München-Schwabing, Dermatolog. und Allergolog. Abteilung
Prof. Breit, Dr. Gummer

Gynäkologie

Frauenklinik Dr. Boruth Bogenhausen
Dres. Boruth, Dr. Heirler
Frauenklinik Dr. Geisenhofer GmbH
Dr. Geisenhofer, Dres. Ohnolz, Dr. Repschläger, Dr. Kohl
Frauenklinik Dr. W. Krüsmann
Dr. Krüsmann sen., Dr. Würfel
Klinikum Großhadern der LMU, Frauenklinik
Prof. Hepp, Dr. Kimmig, Dr. Untch
Klinikum Innenstadt der LMU, I. Frauenklinik
Prof. Kindermann, Prof. Kürzl, Fr. Engels
Klinikum rechts der Isar der TU, Frauenklinik und Poliklinik
Prof. Graeff, Dr. Noack

Krankenhaus der Barmherzigen Brüder, Abt. Gynäkologie
Dr. Kaspar, Dr. Jaud, Dr. Konrad, Prof. Albrich
Krankenhaus des Dritten Ordens, Geburtsh.-Gynäkolog. Abteilung
Dr. Buquoy, Dr. Heimrath, Dr. Hegnauer
Kreiskrankenhaus München-Pasing, Gynäkolog.-Geburtsh. Abteilung
Prof. Fischbach, Dr. Bullinger
Rotkreuzkrankenhaus, Frauenklinik vom Roten Kreuz, I. Gynäkolog.-Geburtsh. Abteilung
Prof. Eiermann, Dr. Kaul, M. Gebhardt
Rotkreuzkrankenhaus, Frauenklinik vom Roten Kreuz, II. Gynäkolog.-Geburtsh. Abteilung
Prof. Bailer, Dr. Foerste
Paracelsus-Klinik München, Abt. Gynäkologie
Dr. Horvath, Dr. Koch, Dr. Alberti
Privatklinik Diakoniewerk, Gynäkologie
Dr. Bosl, Belegärzte
Städt. Krankenhaus München-Harlaching, Gynäkolog.-Geburtsh. Abteilung
Prof. Jonatha, Dr. Döring, Dr. Köcher
Städt. Krankenhaus München-Neuperlach, Gynäkolog.-Geburtsh. Abteilung
Dr. Debus, Dr. Stadler, Dr. Hebenstreit
Städt. Krankenhaus München-Schwabing, Gynäkolog.-Geburtsh. Abteilung
Prof. Lohe, Dr. Adamczyk, Dr. Birkner
Kreiskliniken Dachau-Indersdorf, Frauenklinik
Prof. Gauwerky, Dr. De Waal, Dr. Djavadian, Belegärzte
Kreiskrankenhaus Ebersberg, Abt. Frauenheilkunde und Geburtshilfe
Dr. Hoess, Dr. Gröll
Kreiskrankenhaus Erding, Abt. Frauenheilkunde und Geburtshilfe
Prof. Klose, Dr. Last
Kreiskrankenhaus Freising, Abt. Frauenheilkunde und Geburtshilfe
Dr. Müller, Dr. Lohr, Dr. Spitzer
Kreisklinik Fürstenfeldbruck, Gynäkolog.-Geburtsh. Abteilung
Dr. Köhler, Dr. Slavik
Klinik Dr. Wolfart, Abteilung Gynäkologie
Dr. Winkler, Dr. Schneider, Dr. Massarue
Kreiskrankenhaus Landsberg a. Lech, Gynäkolog.-Geburtsh. Abteilung
Dr. Stadler, Dr. Gillessen, Dr. Stefek
Klinikum Landshut, Abt. Gynäkologie
Prof. Strigl, Dr. Oberlechner, Dr. Stoermer
Kreiskrankenhaus Landshut-Achdorf, Gynäkolog.-Geburtsh. Abteilung
Prof. Elser, Dr. Kuntzsch
Kreiskrankenhaus Starnberg, Gynäkolog.-Geburtsh. Abteilung
Prof. Dittmar, Dr. Kahleis

Hals-Nasen-Ohren-Erkrankungen

Klinikum Großhadern der LMU, Klinik und Poliklinik für Hals-, Nasen- und Ohrenkranke
Prof. Kastenbauer, Prof. Grevers, Dr. Dellian
Klinikum rechts der Isar der TU, Klinik und Poliklinik für Hals-, Nasen- und Ohrenkranke
Prof. Arnold, Dr. Kau, Dr. Steuer-Vogt
Kreiskrankenhaus München-Pasing, HNO-Abteilung
Dr. Faas, Dr. Chucholowski
Städt. Krankenhaus München-Schwabing, HNO-Abteilung
Prof. Wilmes, Dr. Boehringer-Witt

Innere Medizin

Klinikum Großhadern der LMU, Medizinische Klinik III
Prof. Hiddemann, Prof. Sauer, Prof. Schalhorn, Prof. Ostermann, Fr. Flechsig
Klinikum Großhadern der LMU, Abteilung für Hyperthermie
Prof. Issels, Dr. Falk
Klinik Innenstadt der LMU, Medizinische Klinik
Prof. Scriba, Prof. Emmerich, Dr. König, Dr. Oduncu

Klinikum rechts der Isar der TU, I. Medizinische Klinik und Poliklinik
Prof. Schömig
Klinikum rechts der Isar der TU, II. Medizinische Klinik und Poliklinik
Prof. Classen, Dr.Lersch
Klinikum rechts der Isar der TU, III. Medizinische Klinik und Poliklinik
Prof. Peschel, Dr. v.Bubnoff
Städt. Krankenhaus München-Bogenhausen, IV. Med. Abteilung
Prof. Helmke, Dr. Piper
Städt. Krankenhaus München-Harlaching, IV. Med. Abteilung
Prof. Hartenstein, Dr. Reitmeier, Dr. Bausewein
Städt. Krankenhaus München-Neuperlach, 1. Medizin. Abteilung
Prof. Schmitt, Dr. Gospos
Städt. Krankenhaus München-Schwabing, I. Med. Abteilung
Dr. Nerl, Dr. Enne, Dr. Lipp
Interne Klinik Dr. Argirov Kempfenhausen, Interne Klinik Dr. Argirov Kempfenhausen
Dr. Argirov, Dr. Fahn
Kreiskrankenhaus Ebersberg, Innere Medizin
Dr. Kühner, Dr. Fertl
Kreiskrankenhaus Starnberg, Innere Abteilung
Prof. Lydtin, Dr. Gruber
Krankenhaus der Missionsbenediktinerinnen Tutzing, Innere Abteilung
Prof. Dobbelstein, Dr. Weber-Guskar

Ophthalmologie

Klinikum Innenstadt der LMU, Augenklinik
Prof. Kampik, Prof. Stefani

Orthopädie

Klinikum Großhadern der LMU, Orthopädische Klinik
Prof. Refior, Dr. Dürr

Pädiatrie

Klinikum Innenstadt der LMU, Hauner'sche Kinderklinik Abt. für Päd. Hämatologie
Prof. Haas, Dr. Schmidt
Klinikum Innenstadt der LMU, Kinderpoliklinik
Prof. Reinhardt, Prof. Bender-Götze

Pathologie

Klinikum Großhadern der LMU, Pathologisches Institut
Prof. Löhrs
Klinikum Innenstadt der LMU, Histolog. Labor der Frauenklinik
Prof. Kindermann, Prof. Kürzl
Klinikum rechts der Isar der TU, Institut für Pathologie und Pathologische Anatomie
Prof. Höfler
Kreiskrankenhaus München-Pasing, Institut für Pathologie
Dr. Johannes, Hr. Mayer
Städt. Krankenhaus München-Bogenhausen, Institut für Pathologie
Dr. Keiditsch
Städt. Krankenhaus München-Harlaching, Institut für Pathologie
Prof. Nathrath
Städt. Krankenhaus München-Neuperlach, Institut für Pathologie
Dr. Pitzl
Städt. Krankenhaus München-Schwabing, Institut für Pathologie
Prof. Wurster, Dr. Peschke
Gemeinschaftspraxis - Pathologie -
Dr. Barth, Dr. Dienemann
Pathologische Praxis
Dr. Maßmann, Dr. Funk, Fr. Lebmeier

Pathologische Praxis Rotkreuzkrankenhaus
Dr. Neubert, Dr. Högel
Gemeinschaftspraxis Pathologie
Prof. Pielsticker, Prof. Prechtel, Dr. Finsterer, Dr. Lohner, Dr. Voeth, Dr. Weitz
Klinikum Landshut, Pathologisches Institut
Prof. Permanetter

Radiologie/Nuklearmedizin

Klinikum Großhadern der LMU, Klinik und Poliklinik
Prof. Dühmke, Dr. Kiszel, Dr. Busch
Klinikum Innenstadt der LMU, Strahlenabteilung d. I.Frauenklinik
Prof. Kindermann, Prof. Wilgeroth
Klinikum rechts der Isar der TU, Klinik und Poliklinik für Strahlentherapie und Radiolog. Onkologie
Prof. Molls, Dr. Feldmann
Klinikum rechts der Isar der TU, Nuklearmedizinische Klinik und Poliklinik
Prof. Schwaiger
Kreiskrankenhaus München-Pasing, Abt. Strahlentherapie
Prof. Buck
Städt. Krankenhaus München-Harlaching, Abt. für Röntgendiagnostik, Strahlentherapie und Nuklearmedizin
Prof. Gebauer, Dr. Schorer
Städt. Krankenhaus München-Schwabing, Abt. für Strahlentherapie und Radiolog. Onkologie
Prof. Rohloff
Klinikum Landshut, Abteilung für Strahlendiagnostik und Strahlentherapie
Prof. Rath

Urologie

Klinikum Großhadern der LMU, Urologische Klinik und Poliklinik
Prof. Hofstetter, Dr. Oberneder, Dr. Lumper, Dr. Sadri
Klinikum rechts der Isar der TU, Urologische Klinik und Poliklinik
Prof. Hartung, Dr. Barba
Krankenhaus der Barmherzigen Brüder, Abt. Urologie
Prof. Altwein, Dr. Schneider, Dr. Schraudenbach
Städt. Krankenhaus München-Bogenhausen, Urologische Abt.
Prof. Schilling, Dr. Beer, Dr. Böwering, Dr. Hofmann
Städt. Krankenhaus München-Harlaching, Abt. Urologie
Prof. Chaussy, Dr. Thüroff
Kreiskliniken Dachau-Indersdorf, Urologie
Belegärzte
Krankenhaus Deggendorf, Urologische Abt.
Prof. Carl, Dr. Müller
Kreisklinik Fürstenfeldbruck, Abt. Urologie
Belegärzte
Klinikum Landshut, Abt. Urologie
Dr. Rothenberger, Hr. Vogt
Urologische Klinik Planegg
Dr. Praetorius, Dr. Helmus
Kreiskrankenhaus Starnberg, Abt. Urologie
Belegärzte

Sonstige onkologische Einrichtungen

Klinik Bad Trissl, Onkologie
Prof. Clemm, Dr. Schünemann, Dr. Gutschow, Dr. Hesse
Johannes-Hospiz Barmherzige Brüder
Dr. Binsack, Dr. Roller

Ambulanter Sektor (Überdurchschnittliche Mitwirkung)

Dr. med. W. Alberti	München
Dr. med. habil. W. Albrich	München
Dres. Apelt, Voigt	München
Dr. med. L. Bako	München
Dres. Bernhard, Link	München
Dr. med. G. Bosl	München
Dr. med. H. Brandl	München
Dr. med. W. Brückner	München
Dr. med. C. Bubb	Landshut
Dr. med. H. Cullmann	München
Dres. Deckardt, Füger, Saks	München
Dres. Desaler, Diep, Lohmann	Dachau
Dr. med. G. Ernst	Bad Wiessee
Dr. med. J.Graf Finck v. Finckenstein	Starnberg
Dres. Höchter, Höchter, Weingart	München
Dres. Jost, Pfab	Fürstenfeldbruck
Dres. Kaiser, Kunze, Thaler, Wildfeuer	München
Dr. med. K. Lappy	München
Dres. Mayer, Renner	München
Dr. med. E. Parsch	Erding
Dr. med. M. Prosinger	Wolfratshausen
Dr. med. P. v. Rottkay	Landshut
Dr. med. L. Rudolf	Dorfen
Dres. Schnabl, Weizert	Starnberg
Dr. med. K.-H. Schneider	München
Dres. Staufer, de Waal	Dachau
Dres. Vogl, Wengeler	Unterschleißheim
Dr. med. S. Völkl	München
Dr. med. R. Wuttge	München

4.2 Kleines Glossar zur Krebsepidemiologie

Altersstandardisierung

Wegen der unterschiedlichen Bevölkerungsstruktur verschiedener Länder und den Veränderungen des Bevölkerungsaufbaus in jedem Land sind mit rohen Raten (pro 100.000 Einwohner) keine aussagekräftigen Vergleiche möglich. Dies gilt auch für Zeitreihen eines Landes über Jahrzehnte. Die Altersstandardisierung ist ein Verfahren, mit dem der Einfluß eines unterschiedlichen Bevölkerungsaufbaus korrigiert wird.

Bei der direkten Standardisierung werden die in der untersuchten Population (z.b. in der Region München) ermittelten Raten in 5-Jahres-Altersklassen auf eine Standardbevölkerung umgerechnet. Üblich ist der Bezug auf die Altersstruktur der letzten Volkszählung (BRD 87) für die Zeitreihen eines Landes.

Für internationale Vergleiche wird ein Weltbevölkerungsstandard genutzt. In diesem Standard sind die hohen Altersklassen geringer besetzt als im BRD-Standard, weshalb sich bei den meisten Krebserkrankungen kleinere Raten im Weltstandard ergeben (altersstandardisiert: eine Maßzahl vs. altersspezifisch: 18 Maßzahlen für eine Krebserkrankung).

Death certificate only (DCO)

Dieses Qualitätsmaß für die Krebsregistrierung gibt an, wieviele Erkrankungsfälle einer Krebserkrankung eines Jahres erst durch die Todesbescheinigung einem Krebsregister bekannt wurden. Wenn alle Fachgebiete einschließlich der niedergelassenen Ärzte kooperieren, sollten auch nur palliativ zu behandelnde und ausschließlich ambulant betreute Patienten vor dem Tod dem Register mitgeteilt werden, die DCO-Rate sollte also möglichst klein sein. Die DCO-Rate ist nach Beginn der vollzähligen Erhebung erst interpretierbar, wenn die meisten Sterbefälle auch im Zeitraum nach dem Beginn erkrankt sind.

Epidemiologie

Forschung zur zeitlichen Veränderung des Gesundheitsstatus (Gesundheit und Krankheit) in Populationen und die Nutzung der Erkenntnisse (Public Health) zur Förderung der Gesundheit (klassische Definition: Das Studium der Verteilung und der Ursachen von Krankheiten in Populationen) → Prävention

Hazard-Funktion

Eine Funktion in Abhängigkeit von der Zeit, die die bedingte Wahrscheinlichkeit für das Eintreffen eines Ereignisses angibt (unter der Bedingung, daß bis zur Zeit t kein Ereignis stattgefunden hat). Diese Funktion beschreibt damit die Zeitabhängigkeit der Ereignisrate (z.B. von Rezidiven, Metastasen oder Tod). Damit wird die Frage beantwortet, ob sich z.B. im ersten, dritten oder fünften Jahr nach Diagnosestellung die Metastasierungswahrscheinlichkeit ändert. Die einfachste Form ist Konstanz dieser Wahrscheinlichkeit, was beispielsweise beim Mammakarzinom zumindest für die ersten fünf Jahre nahezu zutrifft, d. h. bei einer 5-Jahres-Metastasenfreiheit von 30% würden im ersten Jahr bei 21 von 100, und im fünften Jahr bei 8 von 38 Patientinnen, also ebenfalls 21% Metastasen auftreten.

Inzidenz

Die Anzahl der Neuerkrankungen in einer Zeitperiode (i.a. 1 Jahr) in einer definierten Bevölkerung. Mindestens vier elementare Maßzahlen sollten unterschieden werden: Anzahl (z.B. wieviele Betten werden für die Primärtherapie benötigt?), rohe Rate (Krebserkrankungen pro 1.000 Krankenkassenbeitragszahler), altersstandardisierte (eine über Zeiträume und zwischen Nationen vergleichbare Größe) und altersspezifische Raten (komplexe Beschreibung der Altersabhängigkeiten mit 18 Zahlen). In Deutschland leben z. Zt. 40,1 Mio. Männer und 42,1 Mio. Frauen (s. Tab. 52: Maßzahlen zur Mortalität).

Konfidenzintervall *(z.B. 95%)*

Wertebereich um eine geschätzte, Zufallsschwankungen unterliegende Variable (Altersmittelwert, Anzahl Sterbefälle in einer Gemeinde, Inzidenz), in dem mit 95% Wahrscheinlichkeit der wahre Wert liegt.

Krebsregister

Ein modernes Krebsregister ist eine Dienstleistungseinrichtung, die für die vielen Interessen an dieser Erkrankung adäquate Daten auf der Basis einer vollzähligen Erhebung aller krebskranken Patienten für ein definiertes Einzugsgebiet erarbeitet.

Das Spektrum der Dienstleistungen reicht vom Nachweis der Häufigkeit auf Gemeindeebene bis zu den Langzeitergebnissen für die Region, für ein Krankenhaus oder für einen einzelnen Patienten. Der vorliegende Jahresbericht deutet das Leistungsspektrum an. Epidemiologische Register, Nachsorgeregister oder klinische Register sind etablierte Varianten mit unterschiedlicher Aussagekraft und Bedeutung. Eine Synthese ist u.a. wegen der Kosten, identischer Basisdaten, der Dokumentationsbelastungen der Kliniken und der wissenschaftlichen Entwicklung naheliegend.

Lebenserwartung

Die Anzahl der noch zu erwartenden Lebensjahre einer Person in einem bestimmten Alter unter der Bedingung, daß die aktuell beobachtete Mortalität über die Lebenserwartung stabil bleibt. Neugeborene haben heute in Deutschland eine Lebenserwartung von 73 Jahren (männlich) und 80 Jahren (weiblich), 70-jährige von 11,8 bzw. 14,8 Jahren.

Mortalität

Die Anzahl der Sterbefälle in einer Zeitperiode (i.a. 1 Jahr) in einer definierten Bevölkerung. Wie bei der Inzidenz sind vier Maßzahlen zu unterscheiden: Anzahl, rohe Rate, altersstandardisierte und altersspezifische Raten (s. Inzidenz).

	Zeitraum	männlich n	weiblich n
Mortalität - rohe Rate je 100.000 Männer oder Frauen der Gesamtbevölkerung (Früheres Bundesgebiet)			
alle Krebserkrankungen	1997	270	245
Kolorektales Karzinom	1997	34	38
Lungenkarzinom	1997	71	22
Mammakarzinom	1997	0.3	46
Prostatakarzinom	1997	30	
Mortalität - altersstandardisierte Rate (bzgl. Bevölkerungsaufbau der BRD 1987)			
	1970	264	278
	1980	275	264
alle Krebserkrankungen	1990	273	252
	1997	245	232
Mortalität - altersspezifische Raten 1997: für eine differenzierte Beschreibung reicht nicht eine Maßzahl. Geläufig ist die Beschreibung in 5-Jahres-Altersklassen (von 0 Jahren an bis > 85 Jahre, d.h. 18 Maßzahlen) jeweils als Rate je 100.000 dieser Altersgruppe.			
alle Krebserkrankungen	50-55 J.	230	172
	70-75 J.	1318	713
Kolorektales Karzinom	65-70 J.	117	69
Lungenkarzinom	65-70 J.	307	56
Mammakarzinom	65-70 J.	1	89
Prostatakarzinom	65-70 J.	69	

Tab. 52: Verschiedene Maßzahlen zur Mortalität von Krebserkrankungen

Odds

Verhältnis der Wahrscheinlichkeiten für das Eintreten und das Nichteintreten eines Ereignisses. Die odds ratio ist das Verhältnis zweier odds. In Therapiestudien beschreibt die odds ratio z.B. Progressionen versus Tumorfreiheit in der Experimentalgruppe versus Vergleichsgruppe, d. h. die Wirksamkeit eines neuen Therapieansatzes. Die Signifikanz des Schätzers wird i.a. durch das Konfidenzintervall beschrieben, das bei Auffälligkeit die 1 nicht enthält. In Fall-Kontroll-Studien ist es das Verhältnis der Exponierten zu Nichtexponierten in der Fallgruppe zu dem der Kontrollgruppe. Bei seltenen Erkrankungen ist die odds ratio ein Schätzer für das relative → Risiko.

Prävalenz

Anzahl (oder Rate) der (Krebs-)Kranken zu einem bestimmten Zeitpunkt (Punktprävalenz) in einer Bevölkerung. Diese Maßzahl hängt entscheidend von der Definition Krebskrankheit ab. "Einmal Krebskranker, immer Krebskranker" dürfte ca. 1,5 Mio. (jährlich ca. 340.000 Neuerkrankungen, d.h. Faktor 4,4) Krebskranke bedeuten, die unter uns leben und die gestern oder vor 20 Jahren mit der Diagnose konfrontiert worden sind.

Diese Definition ist jedoch nicht sinnvoll, z.T. psychisch und ethisch nicht vertretbar. Wenn z.B. beim Hodentumor nach 5 Jahren nach Diagnose kein Rezidiv beobachtet wird, bedeutet eine Krankheitsdauer "lebenslang" bei einer Inzidenz von 8/100.000 ca. 120.000 Kranke, bei einer Krankheitsdauer von 5 Jahren nur 15.000.

Prävention

umfaßt alle Maßnahmen, um Krankheiten zu verhindern, zu heilen oder ihren Verlauf zu lindern. Damit gibt es sechs verschiedene Präventionsebenen in der Onkologie:

1. Primäre Prävention
   Das Auftreten von Krebserkrankungen verhindern, z. B. durch Aufgeben des Rauchens, Vermeiden hohen Alkoholkonsums und durch abwechslungsreiche, nicht fettreiche Ernährung, insbesondere durch reichlichen Verzehr von Obst und frischem Gemüse. Um ca. 20% könnte die krebsbedingte Mortalität gesenkt werden.
2. Sekundäre Prävention
   Die Früherkennung von Krebserkrankungen (oder Vorstufen) in einem Stadium, das mit höherer Überlebensrate verbunden ist (Reduktionspotential ca. 5% bei Frauen).
3. Tertiäre Prävention
   Die Anwendung der aktuellen Standards der Primärversorgung.
4. Quartäre Prävention
   Tumornachsorge für die tumorfreie Zeit, in der neben der Patientenführung die regelmäßige Diagnostik i.w. bei Systemerkrankungen - Hoden-, Blasentumor und Chorionkarzinom - einen hohen Stellenwert hat.
5. Quintäre Prävention
   Tumornachsorge für progrediente Patienten, die die Chance einer tumorgerichteten Therapie nutzen.
6. Sextäre Prävention
   Symptomorientierte Therapie bis zur modernen Schmerztherapie, mit der die Lebensqualität präfinal optimiert werden kann.

Tab. 53: Die sechs Präventionsebenen für Krebserkrankungen

Progression

Zur Beschreibung des Krankheitsverlaufs wird vom TRM auch das Fortschreiten der Erkrankungen registriert. Bei soliden Tumoren wird zwischen Lokalrezidiven, Lymphknotenrezidiven und Metastasierungen (einschl. der Organmanifestation) unterschieden, bei Systemerkrankungen dagegen ist nach tumorfreien Phasen allgemein das erste erfaßte Rezidiv entscheidend. Zumindest Art und Zeitpunkt der ersten Metastasenmanifestation und des ersten lokalen oder regionären Rezidivs sollten erfaßt werden. Damit lassen sich die Länge des tumorfreien Intervalls, die Überlebenszeit nach Progression und Todesfälle mit und ohne vorherige Metastasierung unterscheiden.

PYLL *(potential years of life lost)*

Maßzahl zur Gewichtung einer Krankheit durch die verlorenen Lebensjahre. Z.B. gehen bei einem durch einen Hodentumor bedingten Sterbefall im Mittel 40 Lebensjahre, beim Prostatakarzinom 12 Lebensjahre verloren (s. Tab. 20).

Qualy *(quality-adjusted life years)*

Die zu erwartenden Lebensjahre eines Menschen werden mit der Lebensqualität gewichtet, einem Maß zwischen 0 und 1. Dadurch kann eine Lebensverlängerung, die durch intensive stationäre Versorgung erreicht und von Seiten der Patienten als belastend empfunden wird, einem kürzeren Leben unter ambulanter Betreuung rechnerisch gleichgesetzt werden.

Risiko

Die Wahrscheinlichkeit, daß ein Ereignis (Erkrankung, Tod) in einem Zeitintervall oder einem bestimmten Alter auftritt. Das *Risiko* im Alter von 60 zu sterben beträgt 1,39% (männlich) und 0,63% (weiblich).

Die *kumulative Inzidenz,* berechnet bis zu einer bestimmten Altersgrenze, ist das Risiko bis zu diesem Alter zu erkranken, unter der Bedingung, daß man dieses Lebensalter auch erreicht (Summe der altersspezifischen Inzidenzen). Die kumulative Inzidenz für Frauen, am Mammaca. bis zum 60. Jebensjahr zu erkranken, beträgt 4,8%, bis zum 70. Lebensjahr 8,7% und bis zum 85. Lebensjahr 16% (SEER-Daten mit einer altersstandardisierten Rate von 95,3 (Weltstandard)). TRM-Daten: Altersstandardisierte Rate = 76.7 mit entsprechenden kumulativen Inzidenzen von 4,3%, 7,2% und 12,0% (Tab. 20).

Das *Lebenszeitrisiko* ist die Wahrscheinlichkeit, daß im Verlauf des Lebens eine bestimmte Erkrankung auftritt bzw. daß man daran verstirbt. Das Lebenszeitrisiko beträgt für die Erkrankung Mammaca. 12,6% und für den Tod durch Mammaca. 3,5% (SEER-Daten).

Das *relative Risiko* ist das Verhältnis zweier Risiken (z.B. kumulatives Erkrankungsrisiko), das z.T. durch die odds-ratio geschätzt werden kann. Das relative Risiko für einen Mann im Vergleich zu einer Frau im 60. Lebensjahr zu sterben beträgt 2,2. Das relative Risiko innerhalb von 10 Jahren nach einem pT2-Mammaca. im Vergleich zu allen anderen Ursachen zu sterben beträgt für eine 50-Jährige 10,5 und für eine 70-Jährige 2,1.

Sterbetafel *(life table)*

Zusammenfassende Beschreibung der aktuellen Mortalitätsverhältnisse einer Bevölkerung. Die Sterbe- bzw. Überlebenswahrscheinlichkeit sowie die durchschnittliche Lebenserwartung sind der Sterbetafel für jedes Alter und Altersintervall zu entnehmen. Diese Daten sind die Grundlage der Berechnung des erwarteten Survivals in einer Erkrankungsgruppe (s. Tab. 19).

Überleben *(survival)*

Eine Überlebenskurve, beginnend mit 100%, gibt für jeden Zeitpunkt des Beobachtungszeitraumes den Prozentsatz der Überlebenden in der jeweiligen Kohorte an. Die üblichen Angaben der 5- oder 10-Jahres-Überlebensraten sind ausgewählte Zeitpunkte der Überlebenskurve.

Gesamtüberleben (overall survival): Als Zielereignis werden alle Sterbefälle, tumorunabhängige und tumorabhängige gewertet. Da vom TRM derzeit nur das Überleben, nicht die Progression weitgehend zuverlässig erhoben werden kann, sind das Gesamtüberleben und das relative Überleben die beiden Methoden der Wahl.

Tumorspezifisches Überleben: Nur die tumorbedingten Sterbefälle werden als Zielereignis berücksichtigt. Dies setzt die systematische Erfassung von Metastasierung und Progressionen voraus.

Erwartetes Überleben bzgl. Alter und Geschlecht: Zeitlicher Verlauf des Überlebens einer zur Normalbevölkerung bzgl. Alter und Geschlecht identisch zusammengesetzten Kohorte.

Relatives Überleben: Quotient von beobachtetem und erwartetem Überleben als Schätzung für das tumorspezifische Überleben. Alters- und Geschlechtsunterschiede von Kohorten werden korrigiert. Das relative Survival bleibt konstant, wenn die Patienten ein zur Normalbevölkerung vergleichbares oder besseres (Anstieg) Überleben haben (s. Abb. 24 und 26).

Tumorfreies Überleben: Eine "Überlebenskurve" für die Beschreibung der tumorfreien Zeit, die durch manche Therapien beeinflußbar ist.

Vergleiche

Mortalität oder Inzidenz von verschiedenen Nationen können entweder anhand von 18 altersspezifischen Raten oder mit einer Maßzahl, der altersstandardisierten Rate, verglichen werden. Dieser Rate muß allerdings derselbe Standard zugrunde liegen. Ein nationaler Standard (die Bevölkerungsstruktur der letzten Volkszählung von 1987, BRD 87),

Europa- oder Weltstandard liefern jeweils ganz andere Ergebnisse (s. Tab. 8/9 und 16/17).

Versorgung

Maßzahlen zur Beschreibung der Versorgung von Krebskranken ergeben sich aus der Verknüpfung mit anderen Kenngrößen. Solche Kenngrößen sind z.B. die ca. 110.000 niedergelassenen Ärzte in Deutschland oder die ca. 35,7 Mio. freiwillig oder pflichtversicherten Mitglieder der gesetzlichen Krankenversicherung. 14 Krebspatienten betreut durchschnittlich ein niedergelassener Arzt, jährlich erkranken und sterben drei seiner Patienten, einer an anderen Todesursachen, zwei an Krebs, einer davon zuhause. Die Therapie eines Krebspatienten wird z.Zt. von ca. 1.050 Beitragszahlern getragen. Allein aufgrund der Veränderung der Bevölkerungsstruktur und gleichbleibender Inzidenz könnte diese Anzahl in 30 Jahren auf 600 sinken.

Versorgungskosten

Zwar weiß man, wieviele EKG's, Mammographien etc. im ambulanten Sektor anfallen, aber die durchschnittlichen Kosten zur Versorgung einer speziellen Krankheit sind unbekannt. Auf ca. 100.000 DM werden die Kosten für eine Krebserkrankung geschätzt. Dies ergibt für Deutschland ca. 34 Mrd. DM oder für die Region München 1 Mrd. DM. Die Kosten für ein modernes Kommunikations- und Informationskonzept mit Qualitätsmanagement in Form eines Tumorregisters dürften 0,25% betragen, quasi "Peanuts" für die Information und Kommunikation im Vergleich zur Industrie (aktueller Stand der Kosten des TRM 0,11%).

4.3   Literatur

[BeWa97] Becker N, Wahrendorf J: Krebsatlas der Bundesrepublik Deutschland 1981-1990 3.Aufl. Springer, Berlin 1997

[Berr95] Berrino F, Sant M, Verdecchia A et al: Survival of Cancer Patients in Europe - The Eurocare Study IARC Publ. #132, Lyon, 1995

[Coe98] Coebergh JWW,Sant M, Berrino F, Verdecchia A: Survival of Adult Cancer Patients in Europe Diagnosed from 1978-1989: the Eurocare II Study, Eur J Cancer 342137-2278, 1998

[Col93] Coleman MP, Esteve J, Damiecki P et al: Trends in Cancer Incidence and Mortality, IARC Publ. #121 Lyon 1993

[Hoe96] Hölzel D, Klamert A, Schmidt M: Krebs - Häufigkeiten, Befunde und Behandlungsergebnisse, Zuckschwerdt Verlag, München 1996

[Lev89] Levi F, Maisonneuve,Filiberti R et al: Cancer Incidence and Mortality in Europe, Sozial- und Präventivmed 1989, 34(Suppl.2),1-84

[Par97] Parkin DM, Muir CS, Whelan SC et al.: Cancer Incidence in Five Continents, IARC Publ, Lyon, Vol V 1987, Vol VI 1992, Vol VII 1997

[Scho95] Schön D, Bertz J, Hoffmeister H (Hrsg): Bevölkerungsbezogene Register in der Bundesrepublik Deutschland Bd 3, MMV, München, 1995

[Scho96] Schottenfeld D., Fraumeni J.F. (Hrsg): Cancer Epidemiology and Prevention. Oxford University Press, New York 1996

[Sh99] Sharp D: Trends in Cancer Survival in England and Wales Lancet 353:1437-38 1999

[SBJ] Stat. Bundesamt: Statistisches Jahrbuch für die Bundesrepublik Deutschland, Metzler-Poeschel, Stuttgart, (erscheint jährlich)

[SBT] Stat. Bundesamt: Todesursachen in Deutschland Gesundheitswesen,Fachserie 12, Reihe 4, Metzler-Poeschel, Stuttgart, (erscheint jährlich)

[SLS] Statistisches Landesamt Saarland: Morbidität und Mortalität an bösartigen Neubildungen im Saarland. Statistisches Landesamt, Saarbrücken (erscheint jährlich)

4.4   Internet-Links

SEER: http://www-seer.ims.nci.nih.gov (Daten aus USA seit 1973)

Robert Koch-Institut: http://www.rki.de (u.a. Schätzungen Inzidenz, Mortalität für BRD)

Statistisches Bundesamt: http://www.gbe-bund.de (Gesundheitsberichterstattung des Bundes; Mortalitätsdaten)

TRM: http://www.krebsinfo.de (ausgewählte Daten und Manuale des Tumorzentrums München)

TZM: http://www.med.uni-muenchen.de/tzm

DKFZ: http://www.dkfz.de (Informationen für Ärzte und Patienten)

DKG: http://deutsche.krebsgesellschaft.de (u.a. Leitlinien)

4.5 Gesetz zur Ausführung des Krebsregistergesetzes

Bayerisches Gesetz- und Verordnungsblatt Nr. 25/1997

2126-11-A

Gesetz
zur Ausführung des
Krebsregistergesetzes (AGKRG)

Vom 24. November 1997

Der Landtag des Freistaates Bayern hat das folgende Gesetz beschlossen, das nach Anhörung des Senats hiermit bekanntgemacht wird:

Art. 1
Aufgaben und Befugnisse der Klinikregister

(1) [1]Ärzte und Zahnärzte können mit der Meldung nach § 3 Abs. 1 des Gesetzes über Krebsregister (KRG) nur Klinikregister beauftragen, die vom Bayerischen Staatsministerium für Arbeit und Sozialordnung, Familie, Frauen und Gesundheit auf Grund des Art. 6 bestimmt sind. [2]Die Klinikregister sind berechtigt, vor der Meldung an die Vertrauensstelle nach § 3 Abs. 1 KRG, die zu meldenden Daten auf Schlüssigkeit, Vollständigkeit und Doppelmeldungen zu überprüfen. [3]Sie berichtigen die Daten, soweit erforderlich, nach Rückfrage bei dem Arzt in dessen Auftrag. [4]Die Klinikregister dürfen die epidemiologischen Daten (§ 2 Abs. 2 KRG) dieser Meldungen für ihre Zwecke verarbeiten und nutzen. [5]Eine Verarbeitung und Nutzung der Identitätsdaten (§ 2 Abs. 1 KRG) ist nur mit Einwilligung der Betroffenen zulässig.

(2) Die von den Gesundheitsämtern der zuständigen Vertrauensstelle nach § 3 Abs. 5 KRG übermittelten Daten der Leichenschauscheine dürfen den Klinikregistern übermittelt und von den Klinikregistern verarbeitet und genutzt werden.

Art. 2
Vertrauensstelle

(1) Die Vertrauensstelle des epidemiologischen Krebsregisters für Bayern wird beim Pathologischen Institut des Klinikums der Stadt Nürnberg eingerichtet.

(2) Der Staat erstattet der Stadt Nürnberg die nach den Grundsätzen der Sparsamkeit und Wirtschaftlichkeit anfallenden notwendigen Kosten der Vertrauensstelle des epidemiologischen Krebsregisters.

Art. 3
Registerstelle

[1]Die unter ärztlicher Leitung stehende Registerstelle des epidemiologischen Krebsregisters für Bayern wird beim Klinikum der Friedrich-Alexander-Universität Erlangen-Nürnberg eingerichtet. [2]Sie ist technisch und organisatorisch von dem dort geführten Klinikregister getrennt zu halten.

Art. 4
Örtlicher Einzugsbereich

[1]Die Erhebung von Daten über Krebserkrankungen für das epidemiologische Krebsregister wird beschränkt

1. im Regierungsbezirk Oberbayern auf die Landeshauptstadt München und die Landkreise Dachau, Ebersberg, Erding, Freising, Fürstenfeldbruck, Landsberg a. Lech, München und Starnberg,

2. auf den Regierungsbezirk der Oberpfalz,

3. im Regierungsbezirk Mittelfranken auf die kreisfreien Städte Erlangen, Fürth, Nürnberg, Schwabach und die Landkreise Erlangen-Höchstadt, Fürth, Nürnberger Land und Roth,

4. im Regierungsbezirk Unterfranken auf die kreisfreien Städte Schweinfurt, Würzburg und die Landkreise Bad Kissingen, Haßberge, Kitzingen, Main-Spessart, Rhön-Grabfeld, Schweinfurt und Würzburg,

5. im Regierungsbezirk Schwaben auf die kreisfreien Städte Augsburg, Kaufbeuren, Kempten (Allgäu), Memmingen und die Landkreise Aichach-Friedberg, Augsburg, Dillingen a.d. Donau, Donau-Ries, Günzburg, Oberallgäu, Ostallgäu und Unterallgäu.

[2]Maßgebend für die Bestimmung des örtlichen Einzugsbereichs ist gemäß § 3 Abs. 1 KRG der gewöhnliche Aufenthalt eines Patienten.

Art. 5
Zuständige Behörde für die Genehmigung der Abgleichung, Entschlüsselung und Übermittlung personenidentifizierender Daten

Zuständige Behörden für die Genehmigung der Abgleichung, Entschlüsselung und Übermittlung personenidentifizierender Daten nach § 8 KRG ist das Staatsministerium für Arbeit und Sozialordnung, Familie, Frauen und Gesundheit.

Art. 6
Ermächtigung

Das Staatsministerium für Arbeit und Sozialordnung, Familie, Frauen und Gesundheit wird ermächtigt, zur Durchführung dieses Gesetzes und soweit es zur Krebsbekämpfung, insbesondere zur Verbesserung der Datenlage über Krebserkrankungen notwendig ist, durch Verordnung

1. die Klinikregister zu bestimmen, denen die Befugnisse nach Art.1 Abs. 1 Satz 2 mit 4 und Abs. 2 eingeräumt werden,

2. die örtliche Zuständigkeit der Klinikregister im einzelnen festzulegen,

3. die Befugnisse zur Genehmigung der Abgleichung, Entschlüsselung und Übermittlung personenidentifizierender Daten nach § 8 KRG auf andere Behörden zu übertragen.

Art. 7
Inkrafttreten, Außerkrafttreten

(1) [1]Dieses Gesetz tritt am 1. Januar 1998 in Kraft. [2]Abweichend hiervon tritt Art. 6 am 1. Dezember 1997 in Kraft.

(2) Es tritt mit Ablauf des 31. Dezember 1999 außer Kraft.

(3) Die Staatsregierung wird ermächtigt, durch Verordnung die Geltungsdauer dieses Gesetzes zu verlängern, wenn das Gesetz über Krebsregister (Krebsregistergesetz-KRG) vom 4. November 1994 (BGBI I S. 3351) nach Ablauf des 31. Dezember 1999 außer Kraft tritt, nicht jedoch über dessen Geltungsdauer hinaus.

München, den 24. November 1997

Der Bayerische Ministerpräsident

Dr. Edmund Stoiber